Vorwort

Neun Lausbubengeschichten
verzaubern
den zweiten Buchband

Unter dem Buchtitel
„Das Dorf der bösen Träume"
ist 2003
das erste Buch erschienen

bei

Books on Demand
Norderstedt

Impressum

Alle Rechte liegen bei dem Autor
Herstellung und Verlag : Books on Demand GmbH,
Norderstedt / 2004
Cover- Gestaltung : Arno Stetten, Bonn
Bilddruck : Lasttiere am Drachenfels
ISBN 3-8334-1534-7

Hans-Jörg Stetten

Die störrischen Esel vom Lauterbach

Neun Geschichten über lustige Streiche

Inhalt

Hans-Jörg Stetten

Die störrischen Esel

vom Lauterbach

Lebenserinnerungen
an eine
glückliche Kindheit

Blödheit kommt und geht

An warmen Sommertagen reifen viele Weintrauben heran. Sie ranken an der hinteren Hausfront fächerförmig bis zu einer Bastelhütte hinüber. Blau bis rosa leuchten sie im zauberhaften Sonnenschein und werden durch ihr überwiegend grünschimmerndes Blätterkleid teilweise geblendet. Fast störrischen Ursprungs wachsen einige ungewöhnliche Trauben aus den Mauerritzen des beschädigten Fach- werks empor, als würden sie sich nach unauffälligen Verstecken sehnen, um vor einer hungrigen Meute länger verschont zu bleiben.

Alt und Jung warten fieberhaft auf die erhofften Momente dieser leckeren Knutschszenen, wobei der entzückende Gegner ohne jegliche Berührungsängste schnell kopflos umhergeistert.

Vom göttlichen Naturzauber hingerissen und fasziniert stürzen die ersten vorwitzigen Zweibeiner herbei und zerren unbedacht an den täuschend reif ausschauenden Beeren herum. Ruckzuck sind sie abgetrennt und landen ungewaschen im Nest der Unerfahrenheit. Nach vielen verschlungenen Trauben rebelliert der Magen. Für Leib und Seele entsteht durch das überhastete Herunterschlucken eine grobe Fahrlässigkeit. Arg gereizt lechzt die gebeutelte Wampe nach einer eiligen Genesungsfase. Unüberhörbar setzt ein zartes Gewimmere ein und kündigt schauderhafte Qualen an. Nun hat eine oft unbelehrbare Naschkatze endlich begriffen, was für eine böse Überraschung lauert. Von blankem Entsetzen gezeichnet und von einem stechenden Schmerz überrumpelt krümmt sich jetzt ein Tölpel wie eine bedrohte Schnecke auf dem Erdboden herum.

Zu spät bemerkt der leichtsinnige Beerengenießer, was das geläufi- ge Wort Dummheit bedeutet. „Aua aua, es tut so weh.",schreit der trottelige Heini auf. Durch ein geöffnetes Stubenfenster hat die besorgte Mutter die Heularie ihres herumjammernden Sohnen gehört und stürzt unverzüglich nach draußen in den seitlichen Hofteil, um hilfsbereit ihre mütterliche Fürsorge anzubieten.

„Was hast du dummer Bengel wieder angestellt?"

Nachdenklich schaut Theresa zum Tatort hinüber und sagt erbost: „Erst letzte Woche hatte ich auf die Folgen bei ungewaschenem Beerengenuss hingewiesen. Sie sind mit allerlei Bakterien behaftet und reagieren meist unangenehm auf das Immunsystem eures Körpers. Daher ist es ganz normal, wenn der übersäuerte Magen streikt."

„Hinterher kann man viel erzählen." ,sagt Anton. „Nur hilft dies Hajo nun nichts mehr."

Solch eine brüderliche Anteilnahme hat die Mutter kaum erwartet. Erneut gerät sie in Rage. „Halt bloß deinen Mund." ,schimpft sie. „Du bist genauso ein blöder Hampelmann, keinen Deu schlauer. Oder hast du keine schmutzigen Trauben gegessen?"

„Meine Beeren waren gewaschen. Ich habe zuerst draufgespuckt."

„Dir Besserwisser muss die Sonne das Gehirn angesengt haben."

Wie eine verstörte Schlange klappert Theresa drauf los. „Glaubst du etwa, du kannst eine erfahrene Frau täuschen, die viel schlauer ist, als du kleines Würstchen es je sein wirst?"

„Entschuldige Mutter. Ich wusste nicht, dass dich so eine Kleinigkeit aufregt." ,erwidert Anton ausweichend.

„Bei euch Lümmeln habe ich genug Aufregung. Da könnte ein Tag bis zu 36 Stunden andauern." ,haut Theresa mächtig auf die Pauke.

Gequälterweise stimmen die Söhne mit einem Nicken zu. Ihre angeschlagenen Seelen haben nun genug dämliches Gequatsche gehört. Auf nachschallende Eselslaute wollen die Brüder verzichten, denn

heiße Ohren würden die fröhliche Runde sprengen. Ein derartiges
Anhängsel von negativen Schwingungen ist zu viel der Ehre. Das
haben die Sonderlinge keineswegs verdient. Allmählich nimmt der
lästige Schmerz unheimliche Formen an. Theresa rät ihrem gepeinig-
ten Schützling, er möchte unvorzüglich zwei Finger in seinen Hals
stecken und somit das gärende Teufelszeug hervorwürgen.
Teils matschig kommt der übelriechende Beerenbrei in einem rasan-
ten Sturzflug aus dem Rachen geschossen. Die überrumpelte Speise-
röhre kratzt und stinkt fürchterlich, als hätte ein arg gereizter
Drache eine würzige Mischung von edlem Feuerwasser ausgespeit.
"Puh, ist es mir schlecht." ,stammelt Hajo hervor.
Überall im kindlichen Getriebe scheinen die bösen Geister ihr
Unwesen zu treiben. Unschlüssig wechselt die gequälte Kopfhaut
ihre neutrale Farbgebung. Einmal ist sie hellrot bis gelblich.
Einen Moment später wechselt sie auf hellgrau bis bläulich.
Wohltuend hat die Mutter eine heiße Wärmflasche besorgt und legt
sie dem kränkelnden Knaben mit einem Handtuch umwickelt auf den
Bauch. Es dämmt die Schmerzen ein und beschleunigt die Heilung.
Blass und hundeelend zumute liegt Hajo ausgestreckt auf einem
Sofa und denkt an die Vorteile als bedauernswerte Person.
In seiner Magengegend dampft und brodelt es. Voller Mitleid geht
Theresa ans Krankenbett und legt eine Hand auf die erhitzte Stirn.
Voller Zuversicht beginnt das verhätschelte Knabengehirn zu träu-
men. Im Unterbewusstsein hört der Gepeinigte eine sanfte Stimme
sagen: "Ruhe dich nur aus. Bald geht es dir wieder besser. Dann
darfst du wieder herumtoben. Hoffentlich bist du dann schlauer
geworden."
Plötzlich ist der Kranke aufgewacht. Kein ermahnendes Traumbild

hat ihn übereilt aufschrecken lassen. Theresa wollte wieder eine kleine Bergpredigt halten, um ihre Eitelkeit zu stärken.

Einige Minuten später hören die stechenden Magenkrämpfe auf. Eine neue Gesichtsfarbe bringt ein neues Wohlbefinden hervor. Alle bösen Qualen sind besiegt. Recht glimpfig ist die Strafe für den erwählten Ungehorsam abgeklungen. Gottlob ist der Kelch einer möglichen Verdammnis im Stau stecken geblieben. Er hatte die Umleitung nicht beachtet.

Wenige Meter vor der Bastelhütte verankert Vater Johannes im festen Erdreich vier stabile Eisenrohre, die am oberen Rohrende zu zweit gebündelt eine verbindende Querstange erhalten.

An vier pendelnden Eisenketten, die oben am Grundrahmen sicher befestigt sind, baumelt ein grobes Holzbrett, das als Sitzfläche dient. Es ist zwar ein wenig hart, doch darauf kommt es kaum an. Erfreut blickt Johannes auf sein protziges Schaukelwerk. Es ist ihm gut gelungen. Alle Interessenten sind vorerst zufrieden. Es vermittelt den Eindruck, als wäre so ein robustes Kunstobjekt für die Ewigkeit errichtet worden. Jedes herbeistürmende Kind möchte den imposanten Schaukeltest zuerst erkunden. Doch sie werden abrupt gebremst. Wer hat hier das Sagen, und wem gebührt die besondere Ehre, die oberste Stelle einzunehmen?

Es ist das rotzfreche Spiel eines raffinierten Angebers, der als eingebildeter Feldherr seine gewagten Flugkünste darbieten will. Neugierig und in helle Aufregung versetzt sehen die Nachbarskinder dem bevorstehenden Ereignis spaßig entgegen. Es sind Friedel und Walter, die das auftrumpfende Großmaul ausstechen möchten. So etwas kann Anton nicht leiden und wird böse. Er ermahnt die ungestümen Gesellen zur Einsicht. Nur er entscheidet über die Rangordnung, wie geschaukelt werden darf. „Hier bin ich der Boss." ‚ertönt eine ermahnende Stimme. „Ich entscheide, wer zuerst darf." Energisch setzt Anton seinen erdachten Plan in die Tat um. Stolz wie der Gockelhahn vom Kirchturm flattert seine hagere Gestalt auf dem harten Schaukelsitz hin und her. Mühelos schwebt dieses geschmeidige Knabenhaupt der himmlichen Eitelkeiten zu einer anstrebenden Höchstform empor. Kräftig zurren die metallenen Halteseile am stabilen Grundrahmen herum. Nach wilden Schwüngen gerät das so hoch gelobte Bauwerk bedenklich ins Wanken. Ruckartig federt die zähe Rohrkonstruktion auf und ab. Die ins feste Erdreich eingelassene Verankerung wird zusehends lockerer. Jedes heftige Schwungvergnügen führt zu gefahrvollen Flugmanövern. Plötzlich fegt ein kalter Windhauch über Antons Rücken hinweg. Er hat die falsche Flugschneise erwischt und segelt nun im hohen Bogen durch die Luft. Ein auftrumpfender Testpilot ist bedauernswert abgeschmiert. Mit einem arg geknickten Eindruck landet Anton vor den Füßen seiner erstaunten Zuschauer. Dieses unerwartete Missgeschick ist ihnen schockierend in alle Glieder eingedrungen. Wieder einmal hat eine kindliche Unerfahrenheit einen lehrreichen Dämpfer erhalten. Wie von einer höheren Macht gelenkt wurde der Angeber besiegt. Oder wollte hier ein verwirrter Spinner einen gewagten Überschlag riskieren und die Schallmauer durchbrechen? Niemand hat mit diesem voreiligen Abflug gerechnet. Zum Glück ist dem Pechvogel kein ernsthaftes Maleur widerfahren. Noch sind alle Körperfunktionen intakt. Auf den ersten Blick sieht alles weiterhin quicklebendig aus. Das wurmt sehr die Neider. Sie sind maßlos enttäuscht und gucken leicht verkrampft aus der Wäsche. „Schaut eure dämlichen Fratzen an. Ihr habt bestimmt in die Hosen gepinkelt." ,prahlt Anton und blickt listig zur Seite.

„Wäre hier eine Wasserpfütze, so könnte der Angeber für Mohren-
köpfe die Reklame veranstalten." ,kontert Walter kess.

Friedel und Hajo kichern vergnügt. Irgendwer hat den abgestürzten
Schaukelfuzzi beleidigt, denn er rennt unerklärbar um die Hausecke
zum Eingang hinüber. Eine weitere Blamage möchte Anton vorerst
vermeiden. Sollen nun die anderen Interessenten ihre stürmische
Schaukelkunst beweisen. Oder sind aus den waghalsigen Burschen
jetzt Schlappschwänze geworden?

Zunächst will Hajo sein Glück versuchen. Mit einem kurzen Anlauf
soll die passende Pendelbewegung einsetzen. Doch ein Versager
braucht stets die Hilfe seiner Mitmenschen. Kraftvoll schieben
Walter und Friedel an. Je höher die Schwünge ausarten, desto mul-
miger wird's um Hajos Herzelein. Plötzlich ist seine Willensstärke
total blockiert. Aufgepeitschte Schwindeleinflüsse versetzen das
zaghafte Jüngelchen in Panik. Voller Unbehagen steigt ein Feigling
vom Schaukelbrett herab. Eine unerprobte Luftakrobatik hat ihn
in diese peinliche Lage versetzt und die nächste Blamage bekundet.
Jetzt können Friedel und Walter als mögliche Zirkusartisten auftreten, um dieses unberechenbare Schaukelgerät zu bezwingen. Sie
wollen alle Ängste verdrängen und es den Brüdern vormachen.

Eine halbe Stunde später stolziert Anton mit einer Butterstulle
zur Hand auf die Schaukel zu. Er ist verwundert, dass niemand
dort im Dreck verweilt und den Erdboden beschnüffelt. Kein Gejam-
mere ist zu vernehmen. Können denn seine Untertanen besser mit
der Schaukel umgehen, als Anton es allen vorführen wollte? Darf
ein Zappelphilipp das Schicksal beeinflussen?

Es ist eine verzwickte Angelegenheit, die gut bedacht sein will.

Anton muss seinen tadellosen Leumund erneuern. Er sollte ein wenig bluffen, einen unbeeindruckten Luftikus vorgaukeln, als wäre so eine unerwähnenswerte Bruchlandung nur ein kurzer Ausrutscher gewesen. Dagegen kommt das Große-Sprüche-Klopfen viel besser an. „Die Schaukel ist nur für Anfänger geeignet. Bei größeren Schwungversuchen fällt das Gerät in Einzelteile auseinander. Dabei riskiert jeder Benutzer sein Leben."

„Du redest unsinniges Zeug daher." ‚lästert Hajo. „Du wolltest als Chefpilot einen Weltrekord aufstellen und bist rekordverdächtig auf dein großes Mundwerk gefallen."

„Es fällt nicht jeder Versager vom Himmel herunter." ‚flüstert Walter zu seinem Freund Friedel hinüber und zeigt dabei seine makellosen Beißerchen vor.

„Euer dusseliges Gequake geht bei mir in das eine Ohr hinein und kommt am anderen Ohr wieder heraus." ‚faucht Anton los.

„Er hat die falsche Thermik erwischt, weil er zu arg über die Hausdächer geschielt hat." ‚sagt Friedel vergnügt.

„Müsst ihr denn unseren großen Feldherrn so veralbern?" ‚scherzt Hajo. Bruder Anton scheint verärgert zu sein und kontert.

„Ihr braucht hier nicht zu tuscheln. Ich verstehe alles genau."

„Bei dieser unglücklichen Fallsucht ist eine mögliche Verstopfung der Gehörgänge aufgeweicht." ‚quasselt Walter rum.

„Hat dir eine verirrte Taube ins Gesicht gekackt?" ‚fragt Anton zornig. „Du gackerst so komisch daher."

„Lieber Gackern als Stottern." ‚kommt die Antwort zugeflogen.

So eine verflixte Sprachstörung taucht stets dann auf, wenn der Sprecher arg nervös ist und ständig herumzappelt. Das kann alle die Jenigen treffen, die schneller quatschen wollen, als ihnen der Schnabel gewachsen ist. Hauptsache ist jedoch, der kindliche Humor geht niemals verloren.

Ein brillanter Anführer lässt sich nur unwissend die Butter von der Stulle klauen. Und so manche einstreuende Hänselei ist ohne böse Absichten gemeint. Wer sie dennoch nicht hören will, soll seine Ohren zuhalten und von anderen Streicheleinheiten träumen. So lange diese heitere Spielwelt noch in Ordnung ist, darf das muntere Vergnügen weiter bestehen.

Vater Johannes hat von einer mangelhaften Standfestigkeit seines gelungenen Schaukelwerks bestimmt keine Ahnung, denn bisher ist kein erwähnenswertes Unglück geschehen. Bis jetzt lohnt es nicht, ein kleines Übel an die große Glocke zu hängen. Dieses dröhnende Geräusch würde die Eltern unnötig beunruhigen. Danach wäre ein überaus brisanter Spaß dahin. Das will vermieden sein.

Je stärker die belasteten Eisenketten hin- und herpendeln, desto heftiger bebt das ganze Erdreich. Jeder neue Schaukelschwung erzeugt ein dumpfes Geräusch. Es klingt nach galoppierenden Pferden, die über eine Steppenlandschaft dahinfegen.

Durch das wackelige Rohrgestell dringen ruckartige Zuckungen in alle Körperregionen ein. Ist die Sitzposition schräg eingenommen, wird ein seitliches Anbändeln der Stützpfeiler unvermeidbar. Blaue Flecken werden als gewisse Lernmacken betrachtet. Ein blitzartiger Abflug ins Umland könnte den großen Spaß stoppen und verderben.

„Diese Ketten sind unberechenbar." ‚meckert Friedel.

Vor seinem Ersteinsatz wirkt der Knabe eingeschüchtert und etwas verunsichert. Bekümmert schaut er in die Zukunft.

„Du musst mit der Schaukel wie mit einem störrischen Esel umgehen, du Esel." ‚ruft Walter herüber und lacht den Freund aus.

Aus Walters Hose dringt ein seltsamer Geruch hervor, als hätte er unbemerkt gepupst. So ein Ferkel.

„Pass auf. Die Ketten fürchten sich vor deinem schwabbeligen Fell und beginnen laut zu klappern." ‚meint Anton und putzt heftig räuspernd seinen verstopften Riechkolben. Er muss stets seinen Senf dazugeben. Kaum ist Friedel sicher auf dem Erdboden gelandet, da sucht Hajo nach neuen Chancen, den Eisenbock zu bezwingen. Hinterlistig schiebt Anton an. Das Holzbrett pendelt und gerät auf die schiefe Bahn. Unausweichlich knallt das rechte Knie gegen den Eisenrahmen. „Aua aua." ‚schreit Hajo auf. „Muss denn dieses blöde Rohr im Weg stehen?"

„Du kannst mit der Schaukel nicht richtig umgehen." ‚erwidert Anton. Walter und Friedel lachen schadenfroh mit. Nur Hajo ist das Lachen vergangen. Erneut hat die Schaukel ihm einen Denkzettel verpasst. Mit einem bedepperten Gesichtsausdruck rutscht Hajo vom biesterhaften Gerät herunter und sinkt theatralisch hernieder. Ein neues Wimmern und Geheule flackert auf. Ist alles echt oder nur vorgetäuscht, um die fiesen Zuschauer zu narren?

Nach weiterem Gelächter zu urteilen, ist eine neue Schande zu viel. Humpelnd wetzt der verhöhnte Milchbubi zur Haustür hinüber. In der Obhut der elterlichen Fürsorge ist bereite die nächste Pflegefase angesagt. Wie erniedrigend muss es wirken.

„Was ist geschehen kleiner Schatz?" ‚fragt Theresa erstaunt. „Kann man dich keine fünf Minuten alleine lassen?"

„Mein Knie tut so weh." ‚jammert Hajo herum.

„Lieber Gott gib ihm mehr Verstand, denn der dumme Bengel kann nicht ewig auf die Nase fallen." ‚bittet Theresa um mehr Beistand.

„Höre mit solchem blöden Gerede auf. Ich bin kein Säugling mehr."

„Davon bemerke ich aber sehr wenig." ,sagt Theresa.

„Mein Knie ist ein bisschen lediert. Das kann jedem zustoßen."

„Oh du armer Wicht. Ich muss mich geirrt haben."

„Das geschieht öfters." ,weiss Hajo sich zu verteidigen.

„So ein unschuldiger Junge. Keiner kümmert sich um deine Leiden."

„Da ist etwas wahres dran."

„Tragen wieder einmal die Anderen zum Unglück bei?",fragt Theresa.

„So direkt habe ich es kaum gemeint." ,erwidert Hajo.

„Wie denn?"

„Einer hat mich von hinten her falsch angeschoben und gegen den Rahmen gedrückt."

„Das ist wieder für dich einfach typisch so. Stets kommen deine eiligen Verdächtigungen zum Vorschein."

„Ich bin nur ein lernwilliges Würstchen, das zuhören kann."

„Bei der kommenden Fütterung brauchst du nichts mehr lernen du Schlauberger."

„O weh. Jetzt, wo du dies erwähnst, knurrt mein Magen. Was gibt es heute zu beißen?"

„Beißen heißt zerkleinern." ,sagt Theresa geheimnisvoll.

„Bin ich hier nun in der Schule?" ,fragt Hajo.

„Ich wollte dich nur testen, wie schlau du bist."

„Ich bin nicht blöde."

„Schön für dich." ,meint Theresa. „Dann kannst du mir draußen im Schuppen das Brennholz zerkleinern."

„Das ist mir beim Kauen zu hart. Dabei brechen meine Zähne ab."

„Das ist schlecht. Ohne Zähne siehst du wie deine Großmutter aus."

„Sie ist keineswegs dünn und abgemagert."

„Deine Oma hat nur ein Teilgebiss."

„Daher sieht sie beim leckeren Schmausen so komisch aus. Ohne Zähne würde ich wohl verhungern." ,sagt Hajo.

„Und ich als deine Mutter wäre daran schuld."

Voller Ungeduld hämmert Hajo mit einer Faust auf dem Stubentisch herum. Seine letzten Qualen müssen verflogen sein. Oder hat der Bengel nur eine miese Show vorgeführt, um eher an den Futternapf zu gelangen? „Hunger Hunger, wo bleibt mein Essen?"

„Du rufst um sonst. Meine Ohren stellen sich taub."

„Gibt es heute kein Essen?"

„Bediene dich selbst du fauler Hund."

„Ich weiss nicht, was du eingekauft hast." ,weicht Hajo aus.

„Bei mir ziehen keine Ausflüchte. Packe lieber schnell mit an. Ich habe schließlich nur zwei Hände."

„Geht klar Mutter. Ich füge mich und helfe dir."

Mühelos greift Hajo nach einem Glas Marmelade, die Butterdose und erwischt ein duftendes Rosinenbrot. Die gedünsteten Trauben darin sind eine besondere Köstlichkeit.

O wie lecker es ausschaut, denkt Hajo. Das wird ein Gaumenschmaus. Doch vor dem voreiligen Zugriff schreitet die Mutter ein.

„Drüben im Brotkasten liegt noch ein Schwarzbrot. Das hast du bestimmt übersehen oder was?"

„Dieses Schwarzbrot ist mir zu zäh und schmeckt ganz komisch."

„Du spinnst. Schwarzbrot ist sehr gesund und gut geeignet für unsere menschliche Verdauung." ,erklärt Theresa.

Dafür zeigt Hajo eine minimale Begeisterung und will lieber das weiche Rosinenbrot anschneiden. Theresa hat erneut ihre Einwände.

„Dieses Brot ist für alle da. Dein Bruder und dein Vater möchten selbst davon kosten."

„Keine Bange Mutter, ich bin doch kein Schwein."

„Bei dir muss man um jeden Krümel kämpfen, sonst ist Hoffnung und Malz verloren." ,sagt Theresa.

„Kann ich eine Ration Krümel bekommen?" ,witzelt der Sohn.

„Du kannst eine Ohrfeige bekommen. Für dich zerreiße ich nichts."

„Ich habe nur Spaß gemacht. Bitte eine Scheibe Rosinenbrot." Erneut knurrt der kindliche Magen. Theresa schüttelt verwirrt ihren Kopf. Sie hat etwas von einer Brotscheibe gehört und wundert sich über Hajos neue Esskultur.

„O mein Gott, das muss ein Witz gewesen sein. Du willst mir weismachen, dein guter Appetit wäre weg? Dein Bruder isst höchstens halb so viel wie deine normale Essfreude uns amüsiert."

„Ich möchte nicht wie Anton aussehen und als flatterndes Streichholz umhergeistern. Dann könnten unsere Nachbarn denken, ich wäre magersüchtig oder bekäme zu wenig zu essen."

„Du und hungern. Während des Krieges sind viele Menschen am Hunger verendet, weil keine Essmittel vorhanden waren."

„Ja ja Mutter, stets diese Ausflüchte, bis meine Freunde fragen, ob ich Rabeneltern hätte."

„Du dicker Rabe hast bei uns keinen Grund, dich zubeklagen."

„Ich beklage mich nicht. Ich genieße und schweige." ,sagt Hajo.

„Hier pass auf du großer Schweiger und wirf den Becher mit der Milch nicht um, sonst kannst du sie vom Fußboden auflecken."

„Geht klar Mutter. Ich höre noch gut."

Jetzt kommen die fehlenden Familienmitglieder angestampft. Alle sitzen im Nu am Esstisch und greifen beherzt zu. Das Pflaumenmus ist ein leckerer Brotaufstrich. Locker rutscht es über die Lippen hinweg. Nach kurzer Zeit hat das Schleckermaul Hajo drei Scheiben

Rosinenbrot mit Belag verschlungen. Alle schauen verwundert zu, weil Hajo anfangs erwähnt hatte, er würde nur eine Brotscheibe vertilgen. Doch nun sind es zwei Scheiben mehr geworden.

„Nun hast du genug in dich hineingestopft. Bei neuem Bauchweh jammerst du uns erneut die Ohren voll." ,sagt Theresa.

„Lasst ihn futtern, bis er platzt." ,scherzt Johannes. „Danach sind wir den Vielfraß los und sparen eine Menge Geld."

„Ich bin jetzt satt. Ich möchte kein Dickerchen werden."

„Schaue in den Spiegel hinein. Dort kannst du einen fetten Roll-mops betrachten." ,lästert Anton.

„Vielleicht sollte er auf eine Hauptmahlzeit verzichten." ,meint der Vater und schaut schmunzelnd zur Mutter hinüber.

„Der arme Junge fällt uns nachher vom Fleisch." ,sagt Theresa.

„Ein dicker Knubbel fällt eher vom Stuhl herunter." sagt Anton. Alle müssen herzhaft lachen. Theresa geht zum Kochherd, um nach heißem Wasser für eine Tasse Tee zu schauen. Sohn Hajo amüsieren viele witzige Sprüche, denn sie bauen die Esslust auf.

„Lacht so viel ihr wollt. Keiner kann meinen gesegneten Appetit negativ beeinflussen."

Frisch gestärkt geht der Jüngste ins Nebenzimmer hinein. Hier will er eine besinnliche Pause anstreben. Ob er für die feine Handarbeit geeignet ist? Könnte er mit Nadeln und Fäden umgehen? Alles sieht so einfach geschwungen aus. Soll er mit der Häkelei oder dem Strickmuster beginnen? Eine Häkelnadel hat eine komische Hakennase, mit der die Fäden gefischt werden. In einer Hand die Nadel, und im Gegenüber der erwählte Faden, und schon geht´s los. Zuerst wird eine erste Schlinge gebildet, durch die das andere Fadenende gesteckt eine weitere Schlinge ergibt. Das ist coul.

Das dürfte jeder Durchschnittsmensch bewältigen, sofern er richtig zählen kann. Und wenn es schief gehen sollte, kommt hinterher stets ein originelles Muster nach Picassoart heraus.

Nach einer halben Stunde eifriger Bemühungen sind merkwürdige Schlangenlinien zu erkennen. Jedes Häkelloch hat eine andere Form. Hier ist eine verzwickte Knotenkunst mit zotteligen Hindernissen entstanden. Auffällig hakt die starre Nadel überall an, als würde eine defekte Schallplatte streiken und eine kratzende Eierarie vorführen.

Übung macht den Meister, heißt es. Nur wie lange einer üben soll, um etwas Gescheites vorweisen zu können, ist ungewiss.

Langsam beginnt die hastende Nadel zwischen Hajos Finger zu glühen. Erste Anzeichen von ärgerlichen Hautblasen sind zu orten. Welch eine ungeschickte Handlung lässt den Knabenkörper schwitzen, bis überanstrengt die Augen brennen?

Einige dumme Fehler haben große Löcher verursacht. Oder ist nun die getresste Nadel verhext und gönnt Hajo keinen Erfolg?

Nur einem ungeduldigen Dummkopf kann so ein Missgeschick zustoßen. Plötzlich tritt Theresa in die Wohnstube hinein. Sie will sehen, was ihr Spross dort treibt. Mit einem gezielten Weitblick hat sie das kleine Maleur entdeckt. Es ist nicht mehr wegzuzaubern. Hochnäsig schmunzelt die Mutter und fuchtelt mit ihren Händen auf und ab. „Was soll das darstellen?" ,fragt sie erstaunt.

„Ich häkele für dich einen Schal." ,erwidert der Träumer.

„Ich dachte, es wäre ein Putzlappen."

„Sehr komisch. Zu Beginn ist kaum etwas zu sehen."

„Ich erkenne nur große Schlupflöcher, mehr nicht." ,sagt Theresa.

„Du hast zu wenig Fantasie." ,meutert Hajo.

„Ach so mein kleiner Schatzemann. Es könnte ein Spinnennetz darstellen."

„Es reicht jetzt. Ich muss weiterüben."

„Dann probiere weiter." ‚sagt Theresa. „Nachher kannst du mir
aushelfen und beim Abtrocknen des Geschirrs üben."

„Erst spülen, dann abtrocknen."

„Das ist brav. Da würde ich mich sehr darüber freuen."

„Bis später."

Im Raum nebenan gleich hinter der Stubentür steht ein großer Ei-
senkessel mit Wasser gefüllt auf dem gusseisernen Kohlenherd.
Er ist zur Ofenmitte hin in passende Ringformen eingelassen, damit
die Befeuerung direkt unter dem Kesselboden stattfindet.

Nach 15-20 Minuten beginnt das erhitzte Wasser über den glühenden
Flammen zu brodeln. Dann steigt ein siedender Wasserdampf auf.
Nun ist das Spülwasser kochend heiß. Nach dem Umfüllen in die
Spülschüssel beginnt der Spülablauf.

„Hallo kleiner Häkelmeister, nun lege die Nadel hin und löse deine
freiwillige Zusage ein." ‚ruft Theresa herüber.

„Ja doch, ich fliege gleich." ‚schallt es zurück.

Im Nu wirbeln viele fleißige Hände um eine kräftig schäumende
Spülbrühe herum. Alles flutscht wie geschmiert. Nur wenige Minuten
später kann die inzwischen abgekühlte Häkelnadel ihre sonderbaren
Dienste wieder aufnehmen. Mit neuem Schwung saust der Wollfaden
hin und her. Das Lochmustergebilde wird immer unheimlicher. Ob
die feinen Knabenhände für solche Tätigkeiten zu glatt sind? Oder
brauchen angehende Männerhände größere Nadeln?

Irgendwie ist der Wurm drin. Eifrig wird nachgegrübelt. Leise
und unbemerkt schleicht Bruder Anton herbei.

„Versuche es mit den langen Nadeln." ,schallt es um die Ohren.
„Ich häkele hier und will nicht stricken. Da wäre ich ja blöde."
„Wer bereits blöde ist, kann es kaum noch werden."
„Heh Bruderherz, deine Meinung ist hier nicht gefragt. Nur weil
du selbst dafür zu blöde bist, sollen es andere auch sein."
„Dummer Esel, mach was du willst."
„Danke für diesen Rat. Das hätte ich nicht gewusst." ,sagt Anton.
Ein wenig beleidigt zieht er wieder ab. Ob der Bruder es mit den
Stricknadeln versuchen sollte? Aber wie soll es funktionieren?
Diese mikrigen Finger würden es nie schaffen, denkt Hajo. Ein
neues Strickmuster würde bestimmt einen neuen Löcherkäse vorwer-
keln. Das sind blöde Aussichten. Die Mutter soll eingreifen, bevor
alle weiteren geschwungenen Wollfäden im totalen Chaos enden.
   Als Theresa erneut in der Wohnstube erscheint, drückt die Mutter
ihrem Sohn zwei runde Holzrahmen in die Hände. Was soll er damit
anfangen? Ist er nur zu blöde, mit der neuen Technik umzugehen?
Oh weh. Wie soll einer da geradewegs durchblicken?
Jetzt bringt Theresa ein sehr feines Baumwolltuch herbei. Dazu
wird eine dünne Nadel mit etwas feinem Zwirn gereicht.
Jeder bunte Faden besteht aus sechs Einzelfäden. Mit ihnen wird
die Garnstärke für eine bestimmte Stickarbeit erwählt.
Zwischen Ober- und Unterrahmen soll das feine Tuch stramm gespannt
sein. Von unten nach oben und zurück wird die dünne spitze Nadel
behutsam auf- und abgeführt. Hajo ist mächtig beeindruckt. Das
dürfte viel leichter als häkeln sein. So etwa muss Freude bringen.
„Bei jedem Nadelstich musst du unbedingt aufpassen, dass du in
keinen Finger stichst." ,erklärt Theresa. „Das tut höllisch weh
und blutet gleich. Dann ist das Tuch versaut."

„Ich passe immer auf."

„Dann kann ja nichts mehr schief gehen."

So hofft die Mutter genauso wie ihr Sohn, der glaubt, dieses Mal hat er mehr Glück. Die Ruhe, Geduld und Geschicklichkeit zeigt allen, wo die Duseligkeit geblieben ist und ob Anton weiterhin einen Grund zum Lästern hat. Zu viel nachgrübeln macht unsicher.

Gut gelaunt beginnt Hajo die Stickerei zu bearbeiten. Mühelos sticht die feine Nadel durch das gespannte Tuch. Zack „Aua". Wo sticht dieser Trottel denn nur hin? Er muss vom Teufel geritten sein. Das wird dem Bruder bestimmt gefallen.

Kaum hat der Jüngere an den Älteren gedacht, da steht der Nörgler erneut im Blickfeld und will dazwischenfunken. Nun braucht Hajo ein dickes Fell, um die neuen Sticheleien zu verdauen.

„Was für ein Depp bist du? Du sollst in das Tuch stechen und nicht in einen Finger."

„O wie schlau du bist. Zeige es mir, damit ich es lerne."

„Sehe ich wie ein Trottel aus?" ,fragt Anton.

„Nein du listiger Fuchs." ,ist aus dem Hintergrund Theresas Stimme zu vernehmen. „Du weißt stets alles besser. Nimm dir lieber ein spannendes Buch zur Hand."

„Ist gut Mutter. Das lenkt mich ab."

„Ich finde das Lesen langweilig." ,meint Hajo.

„Du guckst dir lieber nur die Bilder an."

„In der Schule bekommt er genug zu lesen." ,sagt Theresa.

„Lesen ist nicht so wichtig."

„Bei dir ist das Futtern wichtiger."

„Jeder macht das, was ihm lieb und teuer ist. Störe nicht weiter."

Für den feinen Stickvorgang ist eine gute Sehfähigkeit erwünscht.

Bei diesen winzigen Einstichen ist die jeweilige Position der Nadelführung oft schlecht zu erkennen. Um die passende Stelle zu treffen, ist eine ruhige und besonnene Handführung von Vorteil. Möchte Hajo nicht verzagen, so darf er Anton nicht fragen. Das wäre wie Öl ins Feuer gießen. Dabei würde ein Besserwisser nur in seiner Eitelkeit bestätigt.

„O Gott, sind meine Augen angespannt." ‚jammert Hajo.

„Soll ich dir meine Brille ausborgen? ‚fragt Anton spaßig. „Mit vier Linsen siehst du mehr."

„Behalte deine Sehhilfe, sonst sehe ich alles doppelt."

„Wer nicht will, der hat schon .... "

Höchst konzentriert und vorsichtig spitzelt Hajo die dünne Nadel auf und ab. Je hastiger er zusticht, desto größer ist die Gefahr, blindlings einen verdeckten Finger zu erwischen. Ohne Fleiß kein Preis. Und ein bisschen Blutverlust hat bislang noch keinem Dummkopf geschadet. Nur piekt es gewaltig und schadet dem Umfeld.

„Da guckst du doof herüber Anton. Hier sind gewisse Fähigkeiten gefragt, die einen Fachmann erkennen lassen."

„Deine Kunst besteht darin, genau in einen Finger zu stechen."

„Noch hast du mich dabei nicht beobachtet." ‚sagt Hajo.

„Ich kann abwarten, bis einer deiner 10 Finger dich hintergeht."

„Du Witzbold, gleich springt der Pluto aus dem Micky-Maus-Heft hervor und beißt dir genüsslich in die Nase."

„Hahaha, selten so gelacht. Du hast die falsche Farbe erwischt."

„Woher willst du das wissen, wo du farbenblind bist?"

„Dich Milchbubi erkenne ich noch aus 1000 Meter Entfernung."

„Bei meiner molligen Figur ist das leicht. Bei dir würde nur ein weiterer Strich in der Landschaft verschwinden."

„Ein dicker Brummer wird häufig von lästigen Viecher verfolgt."
„Was kümmert es dich. Lass sie das tun, wozu sie Lust verspüren."
Ruckzuck ist das nervliche Geplapper verstummt. Das tut gut. Zu
viel Gerede lockt automatisch ein Unglück an. Kaum sind die Gedan-
ken auf einen Punkt fixiert, da hat die 'Eiserne Hummel' wieder
heimtückisch zugestochen. „Aua aua, du Quasselkopf hast Schuld."
„Träume nicht herum Bluter. Jetzt verdufte ich auf´s Klo."
„Draußen lauern die bösen Bienen." ,ruft Hajo seinem Bruder nach.
Einige Stachelarten können richtig gemein sein. Dagegen wirkt
ein normaler Nadelstich eher harmlos.
Was wäre unsere wundersame Welt ohne Störenfriede? Arm wäre sie
dran. Eine gähnende Langeweile würde jegliches Leben vergiften.
   Beim Weitblick aus dem vorderen Stubenfenster ist eine blökende
Herde friedlich grasender Rindviecher zu beobachten. Ihnen ist
es völlig egal, ob irgendwelche Streithammel um ihr Ansehen oder
um mehr Beachtung kämpfen. Eine gefleckte Kuhhaut kümmert sich
nur um´s Fressen, Brüllen, Schlafen und Wiederkauen.
Vorbeibrausende Autofahrer werden tierisch laut gegrüßt. Oder
spuckt hier eine Widerstandsbewegung große Töne, denn die Weide-
tiere können oft stundenlang auf ihre Art demonstrieren?
Entweder geht es um eine hartnäckige Kautechnik oder sie schwingen
peitschenartig ihren Schwanzwedel empor, um einer plättschernden
Schweinerei die Flucht zu gewähren. Sofort stürzen gierige Fliegen
herbei, die auf solch einen Leckerbissen gewartet haben. Jetzt
weiß jeder Trottel, woher das Wort 'Fliegenscheiße' stammt.
Andere lebhafte Trampeltiere vergnügen sich bei anstrengenden
Huckepack-Stehorgien. Dabei sondern sie betörende Lustschreie
ab. Ähnliche Laute ertönen bei Schluckspechten im Säuferdelirium.

                              *

Der Stolz mutiger Seefahrer

Inmitten eines großen Weihers ragt ein ehemaliges Herrenhaus hervor. Es ist mit dem Gutshof über eine steinerne Brücke verbunden. Während der letzten Schlacht um Macht und Ehre fielen die Bomben in unmittelbarer Nähe herab und zerstörten einen Traum von Eleganz und Schönheit. Nach alten Plänen bauten fleißige Naturfreunde das schlossähnliche Gebäude wieder auf.

Über Nacht drangen einige Neider in den Palast ein und erhofften kostbare Güter zu finden. Doch sie fanden nur zauberhafte Imitationen, die ihnen die Lust am Stehlen versalzten. Hereingefallen und zutiefst beleidigt legten die trotteligen Einbrecher einige Brände, und die herrliche Innendekoration ging in Flammen auf. Nur noch wenige Reste einer prächtigen Wandmalerei sind übrig geblieben.

Durch viele Ritzen des beschädigten Gebälks weht nun ein kühles Lüftchen. Aus einer verlassenen Goldgrube entstand eine rätselhafte Ruine, die der Ruß angenagt hatte.

Wenn in naher Zukunft keine Wiederbelebung erfolgt, so vermodert der verlassene Schuppen wie vorne im Weiher der alte Blechkahn. Er kauert dicht ans Ufer gedrängt vor einem zähen Holzpfahl, an dem das Boot vor einem möglichen Versinken angekettet ist.

Sobald der Sturmwind im Regen das Teichwasser aufpeitscht, schwappt es über die niedrige Bordkante und lässt im Bootsinneren eine riesige Pfütze entstehen. Eine eimerförmige Blechbüchse, die für alle Fälle bereitliegt, kann die störende Nässe beseitigen. Erst danach ist eine erneute Seetüchtigkeit wieder möglich.

Allabendlich holen einige Bürger des kleinen Ortes bei den Bauern für das Abendbrot und andere Bedürfnisse eine erwünschte Milchration. Dafür dürfen auch die Brüder Anton und Hajo den Botengänger spielen und 1,5 bis 3 Liter der weißen Flüssigkeit ins Elternhaus bringen.

Bei einem gewagten Blick über die breite Kaimauer haben die Knaben den verlassenen Kahn in ihr Herz geschlossen. Einmal als Kapitän über die Meere schippern, das würde den Brüdern gefallen.

Jedes Mal, wenn ihr verstohlener Blick über den Teich schwebt, entflammt eine heiße Sehnsucht nach spritzigen Abenteuer auf See. Meter um Meter rücken die Traumtänzer ihrem angestrebten Ziel der lustigen Bootsfahrt auf die Pelle.

Zuerst müssen Anton und Hajo irgendwie die verankerte Eisenkette vom starren Holzpfahl lösen, damit der alte Kahn wieder in See stechen kann.

Zur Seeseite hin sind zwei Fenster ins Fachwerk des Gutshauses eingearbeitet. Ohne einen Fensterflügel zu öffnen, ist das direkte Blickfeld zum Boot verwehrt. Das ist für die kleinen Strolche ein Pluspunkt, der ihnen bei dieser gesetzwidrigen Handlung zugute kommt.

Links der steinernen Brücke sind in einem Drahtkäfig zwei große Jagdhunde eingesperrt. Bei ungebetenen Gästen wird ihre Wachsamkeit erweckt. Dringen bestimmte Geräusche in die Hundeohren ein, so schlagen die Köter Alarm. Das könnte die jungen Piraten bei ihrem waghalsigen Vorhaben negativ beeinflussen. Doch Anton haut so schnell nichts um. Ständig reizen ihn die verbotenen Spiele, die so lange in den Fingerspitzen jucken, bis der Clou vollendet ist. Dabei hat Hajo stets ein beklemmendes Gefühl. Ängstlich sucht er nach möglichen Gefahrenquellen, denn sein Mut hat dumme Risse bekommen. Das verwandelt einen lieben Träumer in einen Bangemann. Mit einem scharfkantigen Stein müsste das Vorhängeschloss, welches den alten Kahn mit dem Ankerpfahl verbindet, zu knacken sein. Wild und ungezähmt hämmert Anton auf der Eisensperre herum. Im Gegenzug versucht Hajo die störende Wasserpfütze aus dem Bootsinneren zu entfernen. Dabei verfolgen ihn mächtige Gewissensbisse, die ihn stark verunsichern. Ständig schielt er über die hohe Kaimauer hinweg, doch keine verdächtigen Merkmale sind zu erkennen. Hajos übertriebene Angst ist völlig unbegründet. Kein Hundegebell peitscht die sündigen Eingebungen zur Weißglut empor. Vor lauter Ungewissheit sieht der zitternde Angsthase in Gedanken seinen jugendlichen Leichtsinn in den Fluten versinken.

Sein Bruder ist mehr ein Siegertyp, der verbissen um jeden Zoll kämpft. Unnachgiebig zerrt er an dem Vorhängeschloss herum, bis die Kette nachgibt. Geräuscharm wird sie auf ihren Platz im Kahn niedergelegt. Jetzt steht der Seereise nichts mehr im Weg.

Noch ein letztes Mal guckt Hajo über die Mauer zum Hof und hüpft dann zu seinem Bruder ins Boot hinein. Nach wenigen Meter sehen die Greenhörner, wie durch ein Leck im Unterboden das Teichwasser durchsickert und langsam die Füße benetzt. Zu Beginn der Bootsfahrt war das störende Übel nicht aufgefallen, da vorne an der Uferbefestigung der alte Kahn ruhte und keine Mehrbelastung hatte. Ein Zurück käme einem Versagen gleich. Egal, was die Weiterfahrt noch für ungeahnte Tücken hat, Anton will sie erkunden.

Emsig schaufeln die flinken Knabenhände mit der Blechbüchse die ständig eindringende Flüssigkeit in den Teich zurück. Hastig zieht Anton an den beiden Paddel hin und her. Sie sind schwer durch die aufgewühlte See zu bewegen. Nach wenigen Minuten meutert die

Atemluft. Dieser schmächtige Bursche sollte mehr Kraftfutter ein-
schaufeln, denn jetzt fehlt eine geballte Energie für eine sichere
Überfahrt.

Spaßig verdreht der junge Kapitän seine Augäpfel und schaut gelassen zu dem wasserschöpfenden Mitstreiter hinüber, als wäre
diese ganze Plagerei nur eine fetzige Gaudi. Doch die erröteten
Knabengesichter zeigen eine andere Szene vor. Fortwährend besteht
eine große Gefahr, im Teich zu kentern.

Alles, was als ein kindlicher Jux erdacht ist, sollte keineswegs
in einer geistigen Schlappe enden. Plötzlich wird Hajo von einer
kribbeligen Hautstörung überrascht. Am Liebsten würde er über
das Wasser zum rettenden Ufer rennen, um diese leichtsinnige Hand-
lungsweise zu stoppen. Doch er kann seinen Bruder nicht alleine
zurücklassen und ihn um seinen Traum betrügen. Vier Arme und Hände
sind dringend notwendig, um gegen die einschleichende Heimtücke
einer lustigen Seefahrt zu bestehen.

Viel lieber würden die naiven Bootsmannen faul und träge auf dem
Kahn herumliegen und den putzigen Fischen zuschauen, wie sie durch
das Wasser gleiten. Doch hier ist es umgekehrt. Mutige Wassertiere
beäugeln eine teils erschöpfte Besatzung, die als Grünschnäbel
auf einem maroden Geisterschiff angeheuert haben.

Meter um Meter gleitet der alte Blechkahn um die kleine Insel
herum, denn Anton möchte auf der Rückseite anlegen, da er dort
aus dem Blickfeld des Gutshofes verschwindet.

Jede weitere Hürde wird mit größter Anstrengung überwunden. Keine
geplagte Seele möchte so kurz vor dem ersehnten Ziel die Flinte
ins Korn werfen und ein klägliches Versagen preisgeben.

Nein nein, zwei echte Piraten würden niemals so leicht aufgeben.

Bis zum angepeilten Brückensteg täuscht die Luftlinie eine verfälschte Perspektive vor. Das haben die Knaben nicht bedacht. Ihre restliche Ruderstrecke ist anstrengender als das finstere Zerrbild einer verwirrenden Wasserspiegelung es darzulegen vermag. Plötzlich verspürt Anton einen höheren Verschleiß seines Kraftaufwandes. Wie eine protzige Saatkrähe legt er eine gekonnte Showeinlage auf´s Wasser. „Bei diesem schwerfälligen Blechkasten können wir mit der harten Knochenarbeit bald einpacken. Dann gilt nur noch die Losung: Rette sich wer kann."

„Bist du verrückt geworden?" ,fragt Hajo besorgt.

„Ich nicht. Hast du etwa Angst?"

„Ich kann nicht schwimmen."

„Dann leg´ einen Zahn zu du Pfeife. Hätte ich dies vorher gewusst, dass du wie eine bleierne Ente absaufen könntest, so hätte ich so eine Memme am Ufer stehen gelassen."

"Wie willst paddeln und gleichzeitig das einlaufende Teichwasser ausschöpfen?" ,fragt Hajo.

„So etwas erledigen bei mir die Sklaven."

„Du Angeber. Ohne meine Wenigkeit wärst du eine verlorene Seele."

„O wie göttlich. Kein Seemann geht feige unter. Ich kämpfe hier bis zum letzten Wassertropfen. Jeder Fisch soll vor mir zittern und das Weite suchen." ,erzählt Anton großspurig.

„Ich bin nicht zum Helden geboren. Ich möchte dir nur in der Not zur Seite stehen."

„Du bist ein Träumer. Wenn du flennst, saufen wir endgültig ab."

„Aufgepasst Holzkopf. Gleich knallt deine `Birne´ gegen den Steg. Dann flennst du." ,kontert Hajo.

„Was ist los?"

„Dein Schädel ist gleich verbeult du Esel."
Blitzartig zuckt Anton zusammen und duckt vorsichtshalber seine
Denkerstirn bis zu den Kniegelenken herab. Fast hätte er den wun-
dersamen Augenblick einer bevorstehenden Rettung unliebsam ver-
schlafen. Leicht erblasst und ein wenig hecktisch will Anton eine
neue Bootsposition anstreben.
„Jetzt tauschen wir die Plätze." ‚sagt er.
„Dafür ist es nun zu spät."
„Weil ich die meiste Arbeit verrichtet habe, darf ich nun bestim-
men, was weiterhin geschehen soll."
„Hast du auch das einströmende Wasser aus dem Kahn geschöpft?"
„Das sind die Mainzelmännchen gewesen." ‚erwidert Anton listig.
„Das könnte dir Halunke so passen."
„Das ist Schnee von gestern."
„Wie willst du hier bloß den Kahn am schrägen Ufer befestigen?"
„Ich lasse ihn einfach absaufen."
„Bist du verrückt geworden?"
„Nee, nur schlauer."
„Der Gutsherr wird den Kahn vermissen."
„Wenn er diesen Blechhaufen zurück haben will, so soll er ihn
im Schlamm ausbuddeln."
„Keiner außer uns weiß, wo das Boot geblieben ist."
„Das ist mir völlig wurscht."
„Und wenn uns ein Jemand beim Paddeln beobachtet hat?"
„Ich habe keine `Sau´ gesehen. Oder hast du Zitterlatte irgendwo
eine verirrte Seele herumkriechen gesehen?"
Hajo zuckt zusammen und blickt in alle Himmelsrichtungen. Kein
zweibeiniges Geschöpf ist weit und breit zu erkennen.

„Alles klar Chef. Kein `Schwein´ lungert herum."
„Du machst dir einfach zu viele Gedanken um ungelegte Eier."
„Ich bin nur vorsichtig."
„Du bist eher feige und nimmst sogar vor einem Frosch reißaus."
„Nur wenn der Frosch zu laut quakt."
„Klettere hinauf du Trottel, bevor wir hier mit untergehen."
Bereits die Hälfte des Bootsinneren ist voll Teichwasser gelaufen.
Jetzt wäre eine Umkehr unmöglich. Mit letzten Kräften gelingt
der Aufstieg über das Eisengeländer. Glückselig sind die Piraten
auf festem Untergrund gelandet. Die letzten Sorgen vor den lauern-
den Seeungeheuer sind verflogen. Adieu du alter Schrotthaufen.
Soll er hier ein Seemannsgrab für alle gierigen Fische werden.
Wer wird denn so einer hässlichen Blechkiste nachtrauern?
Freudestrahlend spuckt der Bootsmann auf den versunkenen Klotz.
„Was für ein tolles Museumsstück haben unten die Biester gefunden.
Da können sie ihre Liebe zur Natur neu entfalten."
„Bist du jetzt ganz plemmplemm geworden? Ein Arzt könnte helfen."
„Wir alle drehen irgendwann durch Bruder."
„Du stehst zu viel im Wind."
„Wieso Anton? Hast du einen fliegen gelassen?"
„Hier scheißt nur einer vor Angst bald in die Hose."
So ein Wichtigtuer gönnt seinem Bruder keine unnormalen Gedanken-
gänge. Man sollte solche Angeber einfach nicht beachten.
   Hinter dem rettenden Eisensteg starren die Kinderaugen auf eine
teilweise verschüttete Holztür, die zu einem verborgenen Raum
gehören könnte. Oder ist dort ein unterirdischer Gang versteckt,
der in den Kriegswirren als möglicher Fluchttunnel genutzt wurde?
   Ungeduldig und nervös stehen die jungen Abenteurer vor ihrer

größten Entdeckung. Eventuell sind verborgene Schätze zu erwarten. Manche Leute wühlen gerne für einen späteren Ruhm wie dusselige Kamele im schlammigsten Dreck herum und wollen ihren Stress in Gold verwandeln. Voller Enthusiasmus beginnen die aufblitzenden Kindergehirne ihren verwirrten Geist aufzumuntern. Für die Mühe der letzten Stunden würde nun ein glänzender Fund die gequälten Herzen auf's Neue auflodern lassen. Wer berühmt sein möchte, darf sich vor nichts fürchten.

„Was könnte hinter der Tür stecken?" ,fragt Hajo neugierig.

„Bestimmt nichts zu essen." ,flachst Anton herum. „Dort sind die bösen Geister eingesperrt und wollen an die frische Luft."

„Es gibt keine Gespenster."

„Wer sagt das?"

„Ich behaupte es."

„Du bist ein Niemand, der mehr platonisch existiert."

„Gib hier nicht so an du Maulheld."

„Ich habe bereits Geister gesehen." ,sagt Anton.

„Meinst du den Geist mit dem Knüppel in der Hand?"

„Iwo, den kann ich ja spüren."

„Ach so. Geister sind ja unsichtbar."

„Ike bin auch manchmal unsichtbar." ,meint Anton lachend.

„Daher bist du so selten auffindbar, wenn die Eltern dich suchen."

„Sie müssen nicht. Sie können es auch bleiben lassen."

Plötzlich kribbelt wieder Hajos Haut, und seine Zähne beginnen zu klappern. Bei einem so ängstlichen Wesen ist die Scheu nicht einfach abzudrehen, so wie ein tropfender Wasserhahn abgestellt werden kann. Ein Knabe ist toppi, der andere floppi. Zwei gegensätzliche Typen wissen, wer hier zweifellos die Knalltüte ist.

Mit geschickten Handhabungen und beigemengten Gewaltaktionen ist die hölzerne Barriere zügig überwunden. Ein weiterer Dreckhaufen versperrt einen tunnelähnlichen Verbindungstrakt zum Gebäudeinneren. Nach einem ersten Rundblick ist kein Schatz zu entdecken. Überall liegt verstreut eine kniehohe dunkle Erdschicht, die etwas zu verbergen hat. Nur was soll hier vor neugierigen Blicken ferngehalten werden?

Das kommt den zweibeinigen Wühlmäusen sehr verdächtig vor. Was Anton plant, wird kurzerhand in Angriff genommen. Mit einem abgerissenen Weidenstock durchkämmt der Kapitän den steinigen Hügel der Versuchung. Diese wirkungsvolle Scharrtechnik hat Anton bei den Hühner abgeguckt. Doch er mag keine umherkriechenden Würmer sehen. Da hat jetzt niemand Appetit drauf. Plötzlich rollt ein verbeulter Soldatenhelm vor ihre Füße. Ist das alles? Wo bleibt nur der Rest?

Wer nun zu früh aufgibt, verpasst das Beste. Für jeden, der noch weiter buddeln will und ein wenig Schneid in den Knochen hat, ist noch genug Dreck da, der durchwühlt werden möchte. Aber was ist das dort links? Ein verrosteter Dolch erblickt das Licht der Welt. Ist dies nur ein kleiner Anteil eines gut behüteten Schatzes, der im Erdhaufen verborgen auf zwei dumme Esel wartet? Oder haben die Abenteurer vor lauter Ehrgeiz eine ehemalige Sammelstelle für Allgemeinschrott entdeckt?

Erstaunt und ein wenig verwirrt starrt der Jüngere auf die verrotteten Fundsachen, die ihm wie ein Rätsel schwer im Magen kauern.

„Könnte hier ein grausames Gemetzel stattgefunden haben?"

„Du fragst stets Sachen, wofür es keine Antwort gibt."

„Buddel nur weiter so, und die letzten Frontkämpfer fallen dir reihenweise wie reifes Obst in den Schoß."

„Fürchtest du ein echtes Knochengeripppe, das seit vielen Jahren ohne Leben ist?" ‚fragt Anton.

„Igittegitt, lass bloß die Finger davon."

„Warum denn? Hat dich schon einmal ein Toter gebissen?"

„Mir fegt ein kalter Schauer über den Rücken."

„Ich kann keinen Regentropfen entdecken."

„Ich meinte, ein schlechtes Gefühl flackert auf."

„Packe dein Gefühl ein und geh´ eine Runde spazieren du Feigling."

„Ohne meine Hilfe könntest du jetzt mit den Fischen buddeln."

„Da wäre ich jetzt besser dran."

„Dann frage doch einen Karpfen, ob er dir beisteht."

„Sehr witzig, habe selten so gelacht."

„Mein Geist ist geschwächt."

„Da braucht er sicherlich etwas frische Luft."

„Genau, das ist es."

„Geh mit Gott oder sonst mit wem, aber geh."

Hajo macht drei große Schritte rückwärts. Hier reicht es völlig aus, wenn ein Trottel im gröbsten Dreck herumstachert. Vielleicht ist dort damals eine Granate eingeschlagen und hat aus einem guten Versteck ein karges Soldatengrab entstehen lassen. Leider können diese toten Seelen keinen hörbaren Laut mehr absondern, sonst würden sie den hitzköpfigen Eindringling zum Teufel jagen oder in eine ekelige Spinne verwandeln. O du lieber Gott, lass ihn keinen Knochen finden!

Wie sollte der Bruder mit einer Spinne reden, vor deren Anblick er sich so fürchtet?

O je wie gruselig, denkt Anton. Plötzlich ist es fast totenstill.

Ein abgenagter Knochen kommt zum Vorschein. Laufe bloß weg du vorwitziger Geselle, bevor alles zu spät ist. Doch Anton lässt sich nicht Bange machen.

„Hallo Träumer. Es ist nur ein blöder Hundeknochen."

„Nur der Knochen eines armen Köters?" ‚fragt Hajo.

„Dachtest du, hier läge das Gerippe eines Wikingers herum?"

„Er könnte sich hierher verirrt haben."

„Aber kaum 1000 Kilometer von seiner Heimat entfernt."

„Oder es ist der Knochen von einem Steinzeitmenschen."

„Meinetwegen kannst du ihn mitnehmen und in die Suppe legen."

„Alte Drecksau, schmeiß ihn in den Teich."

„Daran beißen sich die Fische ihre Zähne aus."

„Dann lasse das prähistorische Stück dort liegen."

„Denkst du, ich würde den Knochen in meine Hosentasche stecken und mitnehmen?" ‚faucht Anton genervt drauflos.

„Ich meinte es anders." ‚erwidert Hajo.

„Anders kenne ich nicht. Diese Version habe ich noch nie gehört."

„Übler Wortverdreher. Unsere Mutter hasst es, wenn wir uns mit Dreck beschmieren."

„Sie kann mir gestohlen bleiben. Ich mache, was ich will."

„Wer möchte denn solch eine Meckerziege stehlen?"

„Der Jenige, der ihre Milch braucht."

„Ich mag keine Ziegenmilch."

„Milch trinkst du doch wie andere ihr Bier trinken."

„Das ist Kuhmilch."

„Kuh oder Ziege, Milch ist Milch."

„Bei deinem Freund Peter war der Quark aus Ziegenmilch deine Lieblingsspeise."

„Idiot, mit diesem scheußlichen Zeug kannst du mich jagen."

„Das war nur Spaß."

„Nur zum Spaß kehre ich gleich diesen Geistern den Rücken und haue hier ab." ,sagt Anton.

„Ich möchte auch nicht länger hier verweilen."

„Ich weiß Knolli, der Hunger lauert überall."

„Ein kleines Häppchen könnte ich auch jetzt vertragen."

„Von deinem Häppchen wird eine fünf-köpfige Familie satt."

„Das alle Leute so maßlos übertreiben müssen."

„Daran bist du selbst Schuld. Iss halt weniger."

„Ja ja, stets auf die Kleinen schimpfen."

„Von mir aus kannst zulangen, bis du platzt."

„Danke für deine Anteilnahme."

„Nichts zu danken. Es ist gerne geschehen."

Vorne neben dem Brückensteg, wo am Teichufer die saftigen Weidenstöcke wachsen, ist genügend Halt vorhanden. Hier waschen die Goldsucher ihre verschmierten Fundsachen und Hände. Um die erste Teichecke herum ist der hintere Grundstücksteil einer Gärtnerei gelegen. Zur Mitte einer mannshohen Hecke hin ist ein passender Durchschlupf vorhanden, der den Weg aus der Klemme weist.

Ein lieblicher Geruch von herrlichen Blumengewächsen weht herüber. Farbenprächtige Gebinde verbreiten in Theresas Vase eine beruhigende Atmosphäre. Weniger gut riecht es nebenan vor dem Kuhstall, wo zwei große Jagdhunde in einem sicheren Drahtzwinger verweilen. Sie können je nach Windlage fremde Wesen gut erschnüffeln. Zum Glück entweichen die jungen Gäste rechtzeitig durch ein größere Luftloch im Zaun hinter der Hecke, wo sie fast mühelos ihre Körper durchzwängen. Nun geht es im leichten Trab kreuz und quer um die vielen Beete in Richtung Verkehrsstraße dahin. Noch eine letzte stachelige Hürde ist zu überwinden. Wie verfolgte Strauchdiebe hüpfen die unruhigen Knaben auf den Drahtzaun hinauf. Doch wegen einigen im Vorübergehen abgezweigten Blumenstengel werden keine Flaumfedern ausgerissen. Das versuchen bereits die spitzen Drahtzwickel oben am Zaunende zu erreichen.

„Aua aua, so ein Mist." ‚schreien die Tölpel auf. Wieder einmal hat es zwei Trottel erwischt, die ohne Schramme kaum leben können. Ihre schönen Lederhosen sind eingerissen. So ein Pech. Ist denn der heutige Tag total auf solche Nieten fixiert?

Wird Theresa wieder ihre besondere Klopftechnik anwenden, um allen Schmutz restlos zu beseitigen? Geht in den Knabenköpfen das Grauen umher und zwingt sie zu einer sündhaften Vorgehensweise?

Eine gute Tat zur rechten Zeit bringt die Erzieher vorübergehend auf positive Gedanken und lockt sie dabei auf eine falsche Fährte. Was für ein Glück, dass die Brüder eine blühende Pflanzenanlage durchstreift haben. Da brauchten sie keine unnötigen Umwege einzuplanen und konnten ohne Zeitverlust aus dem Vollen schöpfen.

Nach dem Verlassen der Lebensfreude kehrt in die entsetzten Knabengesichter wieder eine freundliche Farbgebung ein. Jetzt mit solch einem prächtigen Mitbringsel muss die Mutter einfach ihre Söhne loben. Voller Zuversicht rennen sie den direkten Weg nach Hause. Beim Überqueren der heimischen Türschwelle ist die heitere Laune der gequälten Sünder stark abgeklungen. Theresa ist hochauf begeistert, als sie die herrlichen Gebinde erblickt. Ist alles nur ein Traum oder die nackte Wahrheit, was sich vor den starrenden Augen der strahlenden Mutter abspielt? Hier kann doch etwas nicht mit rechten Dingen zugehen? Irgendetwas kommt

Theresa ganz merkwürdig vor. Woher haben ihre Söhne das notwendige Kleingeld hergenommen, da sie nur wenig Taschengeld erhalten? „Habt ihr etwa die Blumen gestohlen?" ,fragt sie besorgt.

„Sie sind uns zufällig über den Weg gelaufen." ,erwidert Anton.

„Ihr habt sie geraubt. Ihr seid Diebe."

„Wir stehlen nicht." ,sagt Hajo. „Das war nur Mundraub."

„Ihr sollt euch schämen, andere Leute zu beklauen."

„Wir dachten, du liebst schöne Blumen." ,meint Anton.

„Erst letzte Woche hast du dich beklagt, wir würden keine Blumen mitbringen." ,fügt Hajo hinzu.

„Ich habe nicht gesagt, ihr sollt sie klauen."

„Gekauft oder nicht, es bleiben die gleichen Blumen."

„Auch wenn ihr so geheimnisvoll grinst, an eurer Nasenspitze erkenne ich, was Sache ist."

„Da weißt du mehr als wir."

Sorgfältig mustert Theresa die beiden Halunken. Sie wollen ihre leichten Blessuren geschickt verbergen. Doch die Mutter ist schlau wie ein Fuchs. Sie wirbelt ihre Söhne überfallartig herum. Jetzt sind sie entlarvt. O Schreck, was ist das? So sieht also die andere Seite der Fahnenstange aus. Hinter den Blumen wollten die Knaben ihre ledierten Hinterteile verstecken. Theresa ist sauer. Das ist also die nächste geheimnisvolle Überraschung.

„Wie schaut ihr Halunken bloß wieder aus."

„Wie immer." ,erwidert Hajo, als hätte er den Verstand verloren.

„Ihr seid wieder über einen Zaun geklettert."

„Unser Angsthase ist vor einem Gespenst geflüchtet." ,sagt Anton.

„Und du bist wohl vor einem Ochsen ausgerissen?"

„Jetzt, wo du es gerade erwähnst, wird es so gewesen sein."

„Ich verpasse euch gleich ein Paar heiße Hörner. Dann rennen die Anderen vor euch davon."

„Nein danke Mutter. Wir sind auch so vollauf zufrieden."

Flink hat Theresa einen hölzernen Kochlöffel ergriffen. Er soll trommelweise den unartigen Burschen mehr Grips einbleuen. Ein erster Klopfversuch landet auf Hajos Oberarm. Ein kurzer Schmerz flackert auf und verduftet wieder. Ein weiterer Löffelhieb streift Antons linkes Ohr. Der zeigt eine rege Wirkung, denn ein erzürnter Aufschrei kündigt sich an.

„Aua, ich bin kein Schnitzel, das weich geklopft werden muss."

„Dies soll euch lehren, nicht zu stehlen und die gute Kleidung zu zerreißen." ,faucht die erboste Mutter ihre Zöglinge an.

„So sieht der Dank für unsere Blumen aus." ,meutert Anton.

„Du kleiner Wichtigtuer willst deine arme Mutter mit diesem ge- stohlenen Zeug erpressen?"

„So etwas haben wir nicht nötig." ,lenkt Hajo ein.

„Euch Scheinheilige geht es viel zu gut."

„Wir wollen keine Heilige sein." ,blökt Anton rum.

Blitzschnell hat er den Holzlöffel ergriffen und schleudert ihn im hohen Bogen nach draußen auf den Hof, bevor er neues Unheil anrichten kann. Nun leuchten wieder die Kindergesichter, und die Herzen schlagen ruhiger. Mit einer galanten Zeichensprache wollen die kecken Übeltäter das vermeintliche Missverständnis herunter- stufen. Doch ihre zerrissenen Hosen zeigen eine andere Wahrheit vor. Und der viele Dreck ist kaum zufällig kleben geblieben. Das bringt Theresa beinahe zur Weißglut.

„Lauft doch wie die Schweine umher. Für heute habe ich mich genug abgerackert."

„Komm Bruder, suchen wir unseren Seelenfrieden." ‚flüstert Anton und verdreht dabei lustig seine Augäpfel, als würde er einen guten Hofnarren abgeben. Theresa hat´s gesichtet und verstanden und möchte noch ein wenig heiße Luft ablassen. Sie bauscht alles zu sehr auf. Das erzeugt nur neues böses Blut, das den Venendruck unnötig aufheizt. Grelle Blitze zucken, als könnte ein Gewitter antanzen. Hoffentlich verliert niemand unbedacht die Nerven und beschwört einen Donnerschlag herauf. Eiligst hüpfen die Brüder in die frisch gereinigte Wohnstube hinein. Das passt der Mutter schon wieder nicht. Ihre Meckerarie ist noch nicht ausgereizt. Mit schäumendem Groll faucht das alte Luchsweibchen ihre Nachkommenschaft an, die völlig verdutzt ein neues Geschrei erwartet. „Wollt ihr mir mit eurem Dreck die gute Stube versauen?" „Ich habe vorhin meine Hände gewaschen und bin sauber." ‚erwidert Anton, denn er ist sich keines neuen Vergehens bewusst. Faxenartig lässt der Bruder seine Hände umherkreisen, als würde er einen Dummvogel vorspielen. Das dämpft die überhitzten Gemüter. „Verschwindet jetzt und lasst euch hier nicht eher wieder blicken, bis eure Körper vor Sauberkeit glänzen." Toll hat Theresa gepredigt. Sie könnte sonntags auf der Kanzel stehen und den Kirchgänger die Leviten lesen. Das reizt Hajo zu ein paar Grimassen, die der Mutter kaum imponieren. „Du bist genauso ein Ferkel. Darauf wäre ich keineswegs stolz." Neben der Küche im engen Baderaum fallen die schmutzigen Klamotten hernieder. Sie geben nun die ledierten Hautstellen zur näheren Betrachtung frei. Aus dem Hintergrund tritt die neugierige Mutter herbei und will mittels einer groben Waschbürste ohne Vorwarnung über die Saukerle herfallen. Doch die wilden Streuner haben das versuchte Attentat vorausgeahnt und weichen trotzig zur Seite aus. Sie mögen keine tierische Behandlung. Es könnte irgendwie nach mütterlicher Rache ausarten. Dabei hätten die Jungs nichts zu lachen.

„Was sollte das vorhin werden? Meine Haut ist kein Waschbrett.", schimpft Anton.

„Zuerst im größten Dreckhaufen herumwühlen und dann den empfindsamen Milchbubi vortäuschen. Das passt zu dir."

Theresa hört sich gerne als tolle Marktschreierin reden. So kann sie herzlichst die armen Sünder verheißungsvoll zur Schnecke machen. Es klingt sehr imposant. Doch wird diese Taktik die teils verkorksten Kindergewissen kaum zur Räson weisen.

Ein gereichtes Stück harte Kernseife streift wie ein rubbelnder Ziegelstein über die verschmutzten Hautstellen hinweg und hinterlässt einige gerötete Flecken. Dies erinnert vergleichsweise an das heftige Schrubben der dreckigen Wäsche auf dem Rubbelbrett. Dabei werden alle zarten Stoffe in aufgeraute Tücher verwandelt. Ähnliches dürfte das menschliche Gemüt schwer aushalten.

Fast wundersam kann eine verstärkte Scheuereinwirkung entfallen. Jeder Dreckfleck hat die Flucht ergriffen. Jetzt beklagt der Magen ein drückendes Hungerleiden. Er möchte neues Futterzeug verdauen.

Ohne weitere Klagen sitzen die Söhne bald erwartungsvoll am Esstisch und möchten ein wenig speisen. Vergrämt blickt Theresa herüber. Ihr angesammelter Groll taut nur recht langsam ab.

„Eigentlich habt ihr Lümmel kein Essen verdient."

„Dann eben nicht." ,murmelt Anton und ist beleidigt. „Mir ist der Appetit vergangen."

Störrisch wie ein bockiger Esel will Anton aufstehen und abhauen.

Doch Theresa hat Einwende. Ruckzuck hat sie den Flüchtenden am Kragen gepackt und zerrt ihn an den Tisch zurück.

„Hier läuft keiner weg, bis er etwas gegessen hat. Ich arbeite nicht für die Katz´. Und mit einem leeren Magen könnt ihr keine anständigen Kerle werden."

„Anton wollte eine Hungerkur einlegen, weil sein Kopf zu schwer ist." ,sagt Hajo spaßig.

„Hier wird nicht gehungert." ,faucht Theresa los. „Alles wird aufgegessen."

„Der Teller ist mir zu hart." ,scherzt Hajo. „Da brechen meine Zähne aus."

„Du dämlicher Heini, du sollst essen, was auf dem Teller liegt.", erklärt die Mutter genervt. Verwundert blickt Hajo vor sich und weiß nicht, was sie gemeint hat."

„Da liegt kein einziger Krümel drauf."

„Ihr wollt stets bedient werden. Aber da habt ihr euch geirrt."

„Komm Heini, wir dürfen aufstehen." ,sagt Anton sarkastisch.

„Musst du Strolch alles auf eine Goldwaage legen?" ,fragt Theresa mürrisch. Jegliche Widerworte sind ihr ein Dorn im Auge.

„Da ich aufstehen darf, gehe ich nun auf´s Klo." ,erwidert Anton.

„Ihr kleinen Halunken treibt mich bald in den Wahnsinn."

Dies juckt den Bruder wenig. Er schielt bereits gezielt auf den leckeren Braten. So ein saftiger Fleischbrocken mit Kartoffeln garniert ist jetzt der richtige Happen, um die vergangenen Qualen zu entschädigen. Das stärkt den Geist und heilt alle Wunden, die bereits überstanden oder noch im Anflug sind.

Als sie gemeinsam wieder am Esstisch ihren Platz gefunden haben, beginnt Hajo sein aufgetischtes Essen hastig in seinen Bauch zu verlagern. Ein lautes Schmatzen ist zu hören, als würde Hajo die schlechten Manieren magisch anziehen. Dies hat Theresa mit ihren scharfen Luchsaugen längst erspät, denn ihren übernatürlichen Sensoren entgeht keine einzige Entgleisung. Sie hat alles voll im Griff. Und schon kommt die nächste Ermahnung angeflattert.

„Iss langsam. Keiner nimmt dir etwas weg. Nur für euren schwer arbeitenden Vater müsst ihr einen Salatanteil übrig lassen, denn mehr ist nicht da."

„Ja Mutter. Ich bin doch nicht blöd."

„Bei dir Vielfraß ist vieles möglich. Da haben die Mitstreiter stets das Nachsehen." ,erklärt Theresa.

„Er hat seine Mitesser im Gesicht hocken." ,schäkert Anton. Dabei schneidet er kurze Grimassen. Der Bruder starrt verlegen zur Zimmerdecke hinauf, wo zwei dicke Fliegen um eine beleuchtete Glühbirne kreisen. Das reizt Theresa wieder. Ein wenig böse werdend will sie erneut auf den Seelen ihrer Söhne herumhämmern.

„Hört mit dem Fratzenschneiden auf. Ich weiß genau, was ihr wieder ausbrütet."

„Da weißt du mehr als ich." ,sagt Hajo.

„Schäme dich, deine Mutter so zu belügen."

„Wir sind unschuldig." ,ruft Anton. „Wir haben nur zwei Fliegen beobachtet."

„Eure Märchen könnt ihr anderen erzählen. Ich verteile gerne eine Gratisrunde gesalzener Ohrfeigen."

„Diese haben wir nicht bestellt." ,flüstert der Ältere dem Bruder ins Ohr hinein. Immer diese übertriebene Strenge. Der passende Gehorsam will richtig gelernt sein, denn häufig locken neue Intrigen, welche zeitweise unbeabsichtigt zu roten Ohren verleiten.

Hajo hält sich für äußerst schlau, als er fragt: „Feigen sind
bei uns die klebrigen Früchte unter dem Tannenbaum."
Plötzlich hebt Theresa drohend ihren rechten Arm hoch und lässt
die Hand blitzschnell herniederfegen.
„Hier hast du vorlauter Bengel eine saftige Feige von mir."
„Aua." ,zuckt Hajo zusammen.
„Hat sie dir geschmeckt?" ,fragt die Mutter.
„So eine Hinterlist." ,kommt die Antwort zurückgejammert.
„Du kannst gerne einen Nachschlag haben."
„Für heute reicht es mir. Ich bin schon gesättigt." ,erwidert
der Unglücksrabe. Sein hastig gestreicheltes Ohr brennt wie Feuer.
Stets darf der Jüngere den Sündenbock spielen. Das ist ungerecht
verteilt. Manchmal denken die Jungs, ihre Mutter hätte noch ein
Paar zusätzliche Augen am Hinterkopf kleben.
„Hoffentlich weißt du nun, warum dein Ohr schmerzt?"
„Ich bin kein Hellseher." ,erwidert Hajo der Mutter.
„Helle bist du wirklich nicht."
„Es muss auch Dumme geben."
„Halt bloß den Schnabel zu."
„Ja doch."
Noch immer brennt Hajos Kopf, als wäre er ins Whiskyfass gefallen.
In der Küche wartet der letzte Spülakt auf fleißige Hände. Bevor
zwei Drückeberger entweichen können, sind sie als Hilfskräfte
angeheuert. „Wir wollten dir gerade aushelfen." ,schwindelt Anton.
„Du Lügner. Ihr beide wolltet abhauen." ,kontert Theresa böse.
„Immer dieses verflixte Misstrauen."
„Nicht ohne Grund." ,sagt die Mutter. „Sobald ich mich umdrehe,
seid ihr verduftet." Wortlos wird die Arbeit getan. Es geht doch.

*

Der Junge mit dem Ferkel

An einem frühen Nachmittag schlendert ein gelangweilter Junge die Straße vor der örtlichen Bachprominade hinunter. Hinter einer scharfen Biegung beginnt das große Anwesen einer ehemaligen Landwirtschaft. Hier ist die Familie Mindel angesiedelt, die zwei Söhne und eine Tochter hat.

Diether ist ein aufgeweckter Junge. Er ist der Erstgeborene. Nahezu verzweifelt rennt er hinter einem laut quiekenden Ferkel her und will es einfangen. Auf einer Holzbank vor dem Fachwerkhaus sitzt die jüngere Schwester froh gelaunt und klatscht hämischen Beifall. Gretel ist von der tierischen Vorstellung sehr angetan, bei der ihr großer Bruder von einer niedlichen Wuz genarrt wird.

Voller Neugierde möchte auch der fremde Junge dieses aufregende Spektakel miterleben und schielt so gut er kann über eine hohe Grenzmauer hinweg. Würde der Außenseiter nur einen Ziegelstein höher postiert sein, so müßte er nicht beinahe den Hals ausrenken, um besser sehen zu können.

Mutwillig geht der Fremde zur eisernen Pforte des Hofeingangs hinüber und drückt die schwere Türlinke herab. Das teils verrostete Türschloss und die Scharniere quietschen gewaltig, als eine Torhälfte nach innen gedrückt den Einblick auf das bäuerliche Gehöft freigibt.

Recht freundlich wird der Gast hineingebeten. Er ist willkommen. Pausenlos rennt das gehetzte Ferkel kreuz und quer über das Hofarial, das mit zahllosen Graspflöcken und Kieselsteinen benetzt ist. Unter keinen Umständen will die Wuz als Spanferkel enden. Daher flitzt das verängstigte Ferkel um sein Leben.

Nur mit großer Mühe kann Diether dem tierischen Laufduell Paroli bieten. Auf einem feuchten Grasbüschel rutscht der heftig geforderte Knabe aus und fällt eher torkelnd auf seine Nase. Herzhaft müssen die Zuschauer lachen, denn es sah sehr komisch aus, was dort gerade geschehen ist. Spaßig fragt der junge Gast den so eben gestürzten Tollpatsch: „Willst du auf dem Ferkel reiten?"

„Nein nein. Es soll in den Stall zurück." ,antwortet Diether und rückt seine verrutschte Kleidung zurecht.

„Komm und hilf mir die Wuz einzukreisen." ,wird der Gast gebeten.

„Und wenn wir beide von deinem Ferkel auf's Kreuz gelegt werden?"

„Wer hier wen auf's Kreuz legt, werden wir gleich sehen."

„Wuz Wuz Wuz, komm zu mir oder ich ziehe deine Ohren lang."

Quiek quiek quiek, schreit der Gegner und denkt, was wetzen hinter mir für lahme Enten her. Luftschnaubend erkennen die Knaben ihre beinahe ausweglose Hetzjagd. Es kann doch nicht so schwer sein, dieses kleine Vieh zu überwältigen.

„Bleib endlich stehen du Sau, sonst mache ich Hackfleisch aus dir." ,schreit Diether böse auf und hechtet ins Leere hinein. Gretel ist hocherfreut, weil das schlaue Ferkel bisher Glück hatte und noch immer die Freiheit genießt. Jetzt bekommt der hochnäsige Bruder für das schlechte Benehmen, wo er seine kleine Schwester so gemein gepiesackt hat, eine deftige Rüge erteilt. Nachdenklich hat der Gast plötzlich einen guten Einfall.

„Hallo Diether, werfe dem kleinen Flitzer eine alte Wolldecke über den Kopf. Blind ist die Wuz orientierungslos."

„Das ist die Lösung." ,strahlt Diether. „Drüben im Schuppen muss noch eine brauchbare Decke herumliegen. Die hole ich mir."

„Geht klar Diether. Ich versuche, die Wuz so lange zu bändigen."

„Pass auf, dass die Wuz nicht in den Garten entweicht."

„Alles klar." ,sagt der Gast. Nur zwei Minuten später ist die Wolldecke zur Stelle und wird im richtigen Moment über das Tier geschleudert. Sprachlos bleibt das Ferkel stehen. Jetzt ist es nur ein Kinderspiel, den verwirrten Herumstreuner an seinen Ruheplatz zurückzuführen. Nun ist die lustige Schweinejagd zuende gegangen. Der Gegner ist bezwungen und darf im gesicherten Stall nach Herzenslust weiterquieken.

Stolz schreiten die Sieger auf die kleine Gretel zu. Sie hat nun ihre bisherige Heiterkeit verloren und blickt die Jungs grimmig an. „Für euch ist hier kein Platz frei." ,sagt sie. Aber die Bank hat drei bequeme Sitzplätze. Also sind zwei davon unbelegt.

„Von dir wollen wir nichts wissen." ,blökt der Bruder zurück. Schnurstracks gehen die beiden Knaben zur Eingangstür des Wohngebäudes hinüber und treten einzeln ein. Gretel ist jetzt beleidigt und möchte plötzlich mitkommen. Doch sie wird forsch abgewiesen.

„In meinem Heiligtum haben Mädels nichts verloren."

„Ich will trotzdem hinein. Ich bin doch deine Schwester."

„Du bleibst draußen. Männer wollen unter ihresgleichen bleiben."

„Ich will hinein du Scheusal." ,schimpft Gretel.

„Hau´ bloß ab, sonst gibt es Dresche." ,droht Diether.

„So ein Grünschnabel denkt, er wäre bereits ein Mann."

„Halt´s Maul und verzieh´ dich du Heulsuse."

„Mama Mama, der Diether will mich nicht in sein Zimmer lassen."

„Aber mein liebes Kind, du hast ein eigenes Zimmer." , sagt die Mutter zu ihrer Tochter, die recht eigensinnig herumflennt. „Dein Bruder möchte mit seinem Gast alleine bleiben."

„Ich störe doch nicht."

„Dein Bruder will nicht, dass du in seinem geheimen Schlupfwinkel herumstöberst."

„So ein kindischer Träumer."

„Aber Gretel, du bist selbst noch ein Kind." ,erklärt die Mutter.

„Dann soll er hingehen, wo der Pfeffer wächst."

„Nicht traurig sein mein liebes Kind. Du kannst mir helfen, das Mittagsmahl vorzubereiten. Dabei vergeht dein Kummer."

„Du bist ein Blödhammel." ,ruft Gretel ihrem Bruder hinterher, bevor er nach dem Eintritt in das geheimnisvolle Zimmer die Tür abriegelt, weil er weitere Belästigungen vermeiden möchte.

Unauffällig setzt der Gast sein korpulentes Haupt auf einen verschlissenen Barhocker, bei dem ein Holzbein etwas kürzer ist. Über einem stark verkratzten Basteltisch ist mit einem verbogenen Eisenstück eine zähe Holzplatte an die Wand geschraubt.

Durch ein mittelmäßiges Seitenfenster dringt ein klägliches Sonnenlicht herein. Kegelförmig erleuchtet es verschiedene Schnitzereien, die auf zwei Regalbretter verteilt herumliegen. Und hoch oben an der Zimmerdecke ist ein gespenstiges Schattenspiel zu betrachten, das von einem flackernden Kerzenstummel herrührt. Mit jedem neuen Windhauch verbreitet der teufliche Spuk eine fast lebensechte Darbietung, die je nach körperlichem Wohlbefinden ein wenig oder mehr Angst und Schrecken verbreitet.

Irgendetwas Unheimliches krabbelt schauderhaft über den Nacken des Besuchers. Treiben hier wohlmöglich die Hausgeister der toten Angehörigen ihren Schabernack?

Nein nein, der nette Gast darf keine Schwäche zeigen. Er muss den Unerschrockenen vortäuschen, einen ganzen Kerl vorspielen, der kein erbärmlicher Waschlappen sein möchte. O Gott, jetzt nur

nicht an die blöden Gespenster denken. Sie wollen nur den ganzen
Spaß verhindern. Niemand soll dem Gast die gute Laune verderben.
„Woher hast du diese schönen Rindestücke?" ,fragt der Besucher.
„Drüben im Wald bei den Kastanienbäumen habe ich sie gefunden."
„Solche prächtigen Rindestücke habe ich bis heute nicht gesehen."
„Einige findest du am rechten Waldrand, wo die mächtigen Fichten
emporwachsen." ,erklärt Diether.
„Also dort sind sie. Da muss ich hin." ,sagt der Gast.
„Morgen besorge ich mir neues Material. Da kannst du mitgehen."
„Das wäre toll. Und wo treffen wir uns?"
„Hier um die Ecke dort vor dem Brückensteg."
„Gut Diether. Nach dem Mittagessen bin ich pünktlich zur Stelle."
   Allmählich schadet das stark flackernde Kerzenlicht der Seh-
schärfe des kindlichen Auges. Die Pupillen sind überreizt. Eine
plötzliche Unbehaglichkeit drückt auf die geistige und körperliche
Stimmung. Draußen bei den aufhellenden Sonnenstrahlen wäre jetzt
die klare Atemluft viel angenehmer, als hier in einer stark ver-
räucherten Stube herumzuhocken.
Mitlerweile hat der stolze Gastgeber bemerkt, dass sein Besucher
auf einen baldigen Ortswechsel drängt. Nach einem kurzen Adieu
sind die letzten Qualen des trüben Daseins ausgestanden. Nun lacht
das Herz, und die Gesichtsfarbe wechselt die blassen Konturen
aus. Welch ein glückliches Omen hat alle Schattenspiele beendet?
Da muss es doch eine alles überwachende göttliche Verfügung geben,
die ein wenig die Ausgeglichenheit des bunt gewürfelten Menschen-
schlags überwacht.
Auf einem verkehrsberuhigten Straßenfleck hüpft die kleine Gretel
auf einem Bein balancierend um einzelne Kieselsteine herum. Sie

wirkt gelassen und eigenbrötlerisch, so wie sie auf irgendwelche Vorschriften pfeift und nur das tut, was ihr gerade einfällt.

Auf seinem Heimweg kommt Hajo auf die Göre zugetrottet. Auf gleicher Ebene der Begegnung fragt er ein wenig zurückhaltend: „Willst du mit mir Federball spielen?"

„Na klar." ,erwidert Gretel. „Ich laufe rasch nach Hause und hole die Schläger."

„Mache das. Ich warte hier auf dich."

Mit neuem Schwung und bester Laune rennt Gretel ins Elternhaus und kommt mit einem Federball und zwei Schläger zurück. Frohen Herzens stehen die Gegner bereit und erwarten ein regsames Match. Als ein normalerweise gespanntes Netz wird nur mit Kreide eine Trennlinie gezogen, um eine dezente Orientierung zu ermöglichen. Jetzt kann der erste Aufschlag erfolgen. Zuerst möchte Gretel ihr Glück erkunden und den Federball schwungvoll durch die Luft dreschen. Nur zwischen wollen und können besteht ein maßgeblicher Unterschied, der Ansehen oder Spott bedeuten kann.

„Kannst du gut aufschlagen?" ,fragt Hajo erwartungsvoll.

„Mehr mittelmäßig." ,antwortet Gretel.

Steil saust der Federball empor und fällt nur einen Meter weiter weg vor ihre Füße. Das war eine Niete.

„Ist das alles, was du drauf hast?"

„Es war nur probeweise, um die Windrichtung zu erkunden."

Was für eine witzige Ausrede hat die Göre abgelassen. Ein weiterer Versuch wird zeigen, ob es wirklich nur ein möglicher Ausrutscher gewesen ist. Erneut wirft Gretel den Federball in die Höhe und haut prompt ein peinliches Luftloch. Schnell ist eine neue Ausrede erwählt, die ein rätselhaftes Für und Wieder in Betracht zieht.

„Der verflixte Wind hat Schuld. Ich kann es viel besser."
„Versuche es noch einmal, denn Übung macht den Meister."
Hajo kann ohne Selbstbeteiligung gut daherreden. Er ist nicht wie Gretel nervös und schlägt erneut ein Luftloch. Irgendetwas läuft schief und hat die Göre verhext, denn sie erleidet drei weitere Fehlschläge. Verzweifelt und verärgert schleudert Gretel ihren Federballschläger auf die Straße. Ein wenig Dampf ablassen ist durchaus zu verstehen, und einige beruhigende Worte können manchmal Wunder bewirken. Nur sollte man daran glauben.
„Das ist nicht schlimm. So etwas kann vorkommen. Am Besten beginne ich nun mit neuen Aufschlägen. Du brauchst nur zu returnieren."
„Meinetwegen mache es besser." ,sagt Gretel betrübt.
Es ist ein guter Einfall gewesen, denkt Hajo. Mit dem Wind im Rücken saust der Federball mehr schwebend durch die Luft. Gretel kann die mögliche Flugweite schlecht abschätzen und geht eiligen Fußes einige Meter rückwärts. Ein Schritt war zu viel. Der Ball knallt vor ihre Füße, weil der Wind nicht kindergerecht weht. Mit solchen Fehlschlägen kennt sich das Mädel mitlerweile aus. Dafür ist keine Übung mehr notwendig. Wer nicht am gleichen Strang ziehen möchte, ist stets der Dumme.
Zu Beginn des Matches hat Gretel behauptet, sie könnte mittelmäßig mitspielen. Nur wann endlich beginnt sie damit? Oder besteht nun ein abzuwägender Nachteil, da das Mädel gegen den Wind kämpfen muss, so wie der Gefährte von Sancho Pancho gegen die Windmühlen ankämpfte und seinen Verstand verlor.
„Du darfst nicht voreilig zurückweichen." ,erklärt Hajo.
Hoffentlich hat es Gretel nun begriffen. Widerwillig nimmt sie ihre alte Position wieder ein. Erneut fliegt der Federball im

hohen Bogen heran. Mit einer heftigen Ausholbewegung versucht das Mädel dieses kleine heranwedelnde Flugobjekt im passenden Moment auf die Rückreise zu schicken. Doch eine aufpeitschende Windbö verändert verhängnisvoll die Flugrichtung. Wieder hat eine querschießende Macht einen Teilerfolg verhindert. Durch ein neugeschlagenes Luftloch hat eine neue Niete das mitleidige Mädel verunsichert. Unzufrieden mit sich und der Welt guckt Gretel mehr und mehr veräppelt auf das bisherige Spielchaos. Einmal muss es doch klappen. O Gott schenke mir ein Wunder.

Ein neuer Aufschlag kündigt neue Hoffnungen an. Ein plötzlicher Luftwirbel dreht den schwebenden Federball nahezu ans Ziel der Wünsche und drückt ihn gegen den Schlägerrand. Halbwegs getroffen ist ein kleiner Erfolg. Triumphierend schreit Gretel auf, als hätte sie das Match gewonnen.

„Hurra hurra, ich habe getroffen. Das ist super."

„Getroffen hast du schon. Nur segelte der Ball in den Graben, und dort stehe ich nicht." ,meckert Hajo.

„Ich bin nicht Schuld, wenn der Wind den Ball in eine andere Richtung treibt."

„Weil du schräg getroffen hast, flog er zur Seite weg."

„Beim nächsten Mal klappt es besser. Ich schwöre es."

„Ein Schwur hilft hier wenig. Entweder triffst du oder nicht." Langsam wird Gretel böse. Sie möchte keine Niete mehr sein. Jetzt soll die große Trefferquote alles auf den Kopf stellen. Hoch saust der Federball und fällt im Sturzflug hernieder. Gretel agiert zu langsam. Es fehlt eine geschmeidige Armbewegung, um ein blödes Luftloch zu vermeiden. Wutentbrand knallt der Federballschläger gegen den Gartenzaun. Rückwärtsfedernd hüpft er Hajo vor die Füße.

„Ich wollte den Federball zurückhaben. Einen Schläger habe ich bereits."

„Die Jungs können und wissen stets alles besser."

„Es gibt auch Mädels, die gut mit dem Federball umgehen können."

„Wie soll einer bei diesem Gegenwind geradeaus schlagen?"

„Der Wind trägt nicht immer die Schuld." ,erwidert Hajo. Er kann eine grinsende Fratze nicht unterdrücken.

„Ich habe keine Lust mehr." ,sagt Gretel und ist sehr enttäuscht.

„Du willst keine weitere Blamage einfangen."

„Ich höre auf und gehe heim."

„Vergiss nicht die beiden Schläger mitzunehmen."

„O weh, nur das nicht." ,sagt Gretel. „Ich habe sie meinem Bruder heimlich stribitzt, weil er mich stets so mies behandelt."

„Als Erstgeborener will er sich nur wichtig machen. Genauso ein Angeber ist auch mein Bruder. Er bläht sich gerne auf und möchte stets den Ton angeben."

„Du meinst, solche Typen sind nur Marionetten des Teufels?"

„So ähnlich dürfte es zutreffen." , erwidert Hajo.

„Da haben wir in unserer Familie das gleiche Problem."

„So ist es."

„Ich muss nach Hause."

„Ich auch Gretel. Mach´s gut bis zum nächsten Mal."

„Danke, du auch."

Nach solch einer schwer umkämpften Nietenplage ist das Halsinnere fast ausgetrocknet und bedarf einer dringenden Erfrischung.

Da bildet diese kleine `Schnecke´ sich ein, sie wäre eine Heiße Nudel und würde vor übertriebener Schönheit glänzen. Unter diesem Begriff hat Hajo andere Vorstellungen. Seine Mutter hat in ihrer

Pubertät sehr hübsch ausgesehen, denn sie war fast makellos gewachsen. Doch Gretel hat sehr viele Sommersprossen und schaut aus, als hätte ihr ein dämlicher Esel ins Gesicht gepupst. Oder sie hat in der Geburtsphase zu lange in der himmlichen Bratpfanne verbracht. Dabei sind einige Hautstellen leicht angesengt worden und bräunliche Flecken blieben zurück.

Welch ein Glück muss anderen Kindern widerfahren sein, die ohne Eselsspuren aufgewachsen sind. Sie glauben, bessere Menschen zu sein. Nur im wirklichen Leben sieht alles anders aus.

Im Elternhaus eingetroffen stürzt Hajo gleich zum Kühlschrank hinüber. Hastig wird eine gekühlte Flasche mit Limonade ergriffen und ohne Trinkgefäß zum Mund geführt. Durch den Türspalt hat die Mutter alles genau beobachtet und ist entsetzt. Solch eine Missachtung ihrer Erziehung darf nicht ungesühnt bleiben, denn die momentane Faulheit ist kaum angeboren. Sie bedarf gelegentlich einer raschen Korrektur. Wutschnaubend stürzt die Mutter herbei.

„Willst du kleines Ferkel wohl ein Glas zu Hilfe nehmen oder sollen wir, wenn wir auch Durst verspüren, deine Spucke mit hinunterschlucken?"

„Ich spucke nicht in die Flasche hinein. Ich lasse nur den Saft in meinen Mund laufen." ‚redet der Sohn sich heraus.

„Du frecher Bengel machst dich über mich lustig."

„Nein liebe Mutter. Daran habe ich nicht gedacht."

„Du denkst nie voher nach. Das ist scheinbar zu viel verlangt."

„Meine Kehle war ausgetrocknet. Da habe ich das Glas übersehen."

„Meine Hand rutscht manchmal unerwartet aus." ‚sagt Theresa.

„Aber heute nicht - vielleicht das nächste Mal."

„Geh´ mir aus den Augen, sonst geschieht ein Unheil."

„Immer die Schwachen verprügeln, wo ich hier der Bravste bin."
„Da lachen ja die Hühner du falscher Fünfziger." ‚sagt Theresa.
„In meiner Gegenwart lachen sie nicht. Da kratzen sie die Kurve."
„Bei dir Tierquäler würde es mich wundern, wenn es anders wäre."
„Und wie nennst du das, wenn unser Vater einem Kanickel das Fell über die Ohren zieht?"
„Das ist etwas ganz anderes."
„Bei euch Erwachsenen ist es immer anders."
„Dummkopf, wir brauchen das Fleisch zum Überleben."
„Wozu auch sonst?"
„Die Tiere werden vorher getötet." ‚sagt die Mutter.
„Ich habe einige Tiere beim Häuten noch zappeln gesehen."
„Das sind die Nervenstränge, die wenige Sekunden nachzucken."
„Igittegitt, ich mag kein Hasenfleisch sehen."
„Dann darfst du am kommenden Sonntag hungern."
„Es gibt auch Vegetarier."
„Du Vielfraß willst nur von Salatblätter leben?" ‚fragt Theresa.
„Ich esse gerne Salate, Beeren, Eis, Pudding, Kuchen, Würste."
„Ja ja, ich merke bereits, dass du es vegetarisch kaum einen Tag lang aushalten würdest."
„Wer es nie versucht hat, weiß nicht, was überhaupt gesund ist."
„Dann guten Appetit du Träumer." ‚sagt Theresa und geht an ihre Arbeit zurück. Hajo verduftet lieber rechtzeitig, bevor sein Gehirn zu sehr voll gelabert wird. Zu einem anderen Zeitpunkt darf die Mutter weitersabbeln, bis ihr der Mund austrocknet. Eines schönen Tages wird sie die Worte verstehen: Liebe deinen Nächsten wie dich selbst! Wer Kinder zeugt und sie nicht liebt, soll keine gebären. O geliebte Heimat, wo ist dein Lachen geblieben?

*

Der Pausenclown

Nach starken Regenfällen wird ein schmaler Wasserlauf auf eine harte Probe gestellt. Was zuvor eineinhalb Meter breit war, ist nun fast verdoppelt worden. Aus einem ruhigen Rinnsal ist ein reißender Strom entstanden. Er lockt alle mutigen Kinder magisch an. Mit viel Geschick und Gottvertrauen möchten sie einige Weitsprünge über´s Wasser ausprobieren, die das Mittelmaß des klaren Verstandes in höchste Bedrängnis bringen.
Einige voreilige Angeber rutschen an der Uferböschung aus und erleben die ersten Stolperkontakte mit einer feuchten Angelegenheit. Ein heiteres Spektakel bahnt sich an. Eine Lachsalve jagt die andere. Bei jedem Aufschrei wird die Konzentration gestört.
  Solche `Flaschen´ gehören auf den Müll, ist dem Zappelphilipp Anton von seinen Lippen abzulesen. Er hält sich für den besten Überflieger und sucht provokativ eine sehr breite Wasserstelle. Mit einer protzigen Vorankündigung will der Superboy ergeizig aus der Reihe tanzen und seine lieben Freunde narren.
Hinterlistig und geldgierig hat Anton eine Bombenidee erdacht. Mit einer schauspielerisch gut vorgetragenen Darbietung möchte er viele klingende Münzen anhäufen. Der Hochmut kommt vor dem Fall, heißt es. Wer hier geschickt einen fliegenden Affen vorgaukeln kann, beeindruckt mächtig seine Bewunderer. Aufgeregt heizen sie ihre Vorfreude auf und erwarten einen außergewöhnlichen Zwischenfall. Zumindest sollte ein selbst gekrönter Häuptling einen spritzigen Krötentanz aufführen, der eine Menge Taler verspricht.
  Aufhorchend geht eine Flüsterkunde von Mund zu Mund und prüft die Segelohren des Meisterfliegers auf seine Lauschfähigkeit.

„Hallo Freunde, was ist los mit euch? Warum so geheimnisvoll?"
„Es ist nichts von Bedeutung." ‚erwidert Michael. „Wir wetten
nur, wer zuerst in dieser herrlichen Brühe ein Bad nehmen möchte."
„Wer von euch Landratten hat so viel Mut, diese Wasserströmung
unbeschadet zu bezwingen?" ‚fragt Anton und grinst listig.
„Dafür brauchen wir große Flügel." ‚antwortet Peter.
Während des Gesprächs läuft sein Gesicht rot an. Keiner möchte
eine Blamage heraufbeschwören und keiner der Angesprochenen ist
so strohdumm, die lauernde Gefahr zu unterschätzen.
Nur ein notorischer Trotzkopf besitzt so viel Schneid, das überhöhte Risiko einzugehen, promt abzustürzen. Eine vorbildliche
Unerschrockenheit soll den Begriff 'Heldentod' verspotten.
„Das schafft nur unser Brillenfuchs." ‚ruft aus dem Hintergrund
der erstrahlende Wilfred herüber.
„Das hast du gut erkannt." ‚sagt Hajo. „Nur einer ist so verrückt,
den Todessprung vorzuführen."
„Was habe ich mir nur für heuchlerische Freunde ausgesucht? Alle
scheinen lauter Schlappschwänze zu sein, die vor ein paar Wasser-
tropfen reißaus nehmen."
„Wir fürchten uns nur vor dem, was hinterher auf uns zukommen
könnte." ‚erklärt Jonas.
„Ihr Pfeifen habt vor diesen grapschenden Händen Angst, die an
euren Seelen zerren und sie ausbeulen wollen." ‚sagt Anton.
„Wer sich erwischen lässt, hat die Qual der Wahl." ‚ruft Michael.
„Seht euch nur diese zittrige Latte an." ‚sagt Wilfred. „Sobald
er das Wort Prügel hört, beginnt seine Hose zu flattern."
„Hier unser Muttersöhnchen können wir ganz vergessen." ‚meint
Anton. „Er hat seine große Traute bereits in der Wiege vergessen."

„Sobald dein Schnabel aufgeht, kommt nur blöder Mist heraus."
Das war wiedermal fällig. Eine gegenseitige freundliche Referenz-
zuweisung bewirkt gelegentlich eine wundersame Aufmunterung. Dabei
wird jeder Popanz durch zusätzliches Anspucken in seine Schranken
verwiesen. Wer diesen kleinen Spaß nicht vertragen kann, zerfällt
in Selbstmitleid. Er ist hier fehl am Platz.
„Wer es wagt, der gewinnt." ,ruft Willi herüber.
„Ich gewinne immer." ,sagt Anton schlitzohrig.
„Willst du uns bluffen und auf Stelzen durch die Strömung waten?",
fragt Walter misstrauisch.
„So einen Kinderkram kann jeder Depp vorführen." ,erwidert Anton.
Er glaubt nun, er hat seine kleine Schar träumender Hasenfüße
am Angelhaken kleben und will sie noch ein wenig zappeln lassen.
Danach fressen sie ihm aus der Hand. Sein Bruder beginnt diese
coule Hinhaltetaktik allmählich zu verstehen. So ein schlauer
Fuchs versucht seine Kameraden auf's Glatteis zu führen.
„Ich weiß, was er vorhat." ,ruft Hajo und grinst verzückt.
„Was kann das schon groß sein?" ,fragt Peter.
„Er will euch das Geld abluchsen." ,antwortet Willi.
„So ein kleiner Teufel." ,sagt Wilfred und lacht wie ein Kakadu.
Das große Geheimnis ist nun gelüftet. Jetzt muss der Spinner rasch
handeln, um alle geschockten Dummköpfe nicht zu verlieren.
„Ich wette mit euch um zwei Groschen, dass ich ohne viel Theater
auf die andere Uferseite springen kann." ,sagt Anton.
Alle starren vor Schreck diesen übergeschnappten schmalen Hering
an. Führt er eine verdeckte Sauerei vor? Wie soll er über dieses
breite Gewässer schweben, ohne in die Fluten zu plumpsen? Ist
dieses Spektakel es wert, eine Hand voll Münzen zu verschwenden?

Wer viele Fragen hat, ist hinterher meistens noch dümmer, als
er vorher war. So, wie der Meister es fordert, legen die Freunde
an der Uferböschung je zwei blanke Taler hernieder. Schnell hat
Bruder noch einen lustigen Spruch auf der Zunge kleben und trägt
ihn vor. „Bei Bedarf kann der große Wasserhüpfer seine Segelohren
in den Wind drehen. Dann müssen wir keinen Sanitäter holen."
„Hahaha, selten so gelacht." ,amüsiert sich Anton prächtig.
So viel Spaß an einem Tag. Wer hätte dies vorausahnen können?
„Hier sind meine Groschen." ,sagt Wilfred mürrisch. „Nun wollen
wir für das leicht zusammengeraffte Geld etwas erleben."
Wird es der Reinfall von Schaffhausen? Oder will der Aufschneider
von ein paar Blödhammel nur ein Extra - Taschengeld abkassieren?
    Mächtig aufgedreht sucht der flinke Schlauberger nach einem
ausreichenden Anlaufpunkt. Bis zum Abgrund verbleiben nur zwei,
drei Schritte. Ein letztes Mal atmet Anton tief ein und startet
los. Doch wo fliegt der Trottel denn hin? Hat er den Gegenwind
nicht mit in seine Berechnungen einbezogen?
Zappel dippel dapp, der Flieger macht plötzlich schlapp.
O je, er hat's verschlafen. Er sollte bei Gefahr seine Segelohren
in den Wind drehen. Aber es machte klatsch und platsch. Ein Großmaul ist kläglich abgeschmiert.
Aufgewühlt spritzt das Wasser nach allen Seiten weg. Jeder Zuschauer erhält eine kleine Dusche gratis. Das ist aller Schicksal.
Kaum haben die Freunde die aufgezwungenen Wassertropfen beseitigt,
da geht bereits die Verhöhnung los.
„Seht euch diesen Angeber an." ,ruft Theobald. „Es ist zum Totla-
chen komisch. Er hat bei dem Sturzflug seine Flügel verbogen."
„Wolltest du ein Jahresbad nehmen?" ,fragt Peter witzig.

„Erst einmal besser machen du Ziegenhirte." ,kommt die Anwort
zurück. Von heftigen Lacher geschüttelt pendeln die Kinderbäuche
auf und ab. Unvorsichtig stolpert Wilfred über einen erhöhten
Graspflock und küsst flegelhaft die Uferzone. Michael steht unmittelbar daneben und zuckt schreckhaft zusammen.
„Musst du dämlicher Ochse alles nachmachen?"
„Halt die Luft an, du stinkst aus dem Hals." ,ist die Antwort
zu hören. Alle grölen laut los. Nun gibt es zwei Sturzflieger.
„Dafür gibt es kein Entgeld." sagt Willi. „Du bist nicht nass
genug. In die Hose pinkeln zählt nicht."
Nahezu vom Kopf bis zur Schuhsohle hin rinnt die Drecksbrühe an
Antons gut bewässerter Statur herunter, als er aus den Fluten
entsteigt. Trotz seines Versagens klatschen die Freunde einen
heftigen Beifall. Dies wollte der kleine Wassergeist damit errei-
chen. Sein glänzend erdachter Plan hat bisher die gewünschten
Früchte eingebracht. Da pfeift er auf ein paar Verspottungen.
„So ein Narr in der Suppe wäre ein gutes Foto für das Tagesblatt.
Das würde viel Geld erwirtschaften." ,sagt Peter.
„Zu dumm, dass du den Zeitungsreporter nicht anrufen kannst. Der
würde dich in die Klapsmühle einweisen lassen." ,sagt Hajo.
„Was für ein Pech für dich." ,sagt Anton. „Jetzt hast du Geld
verloren, und ich habe welches gewonnen."
„Dieser Spaß ist es wert, etwas zu verlieren." ,sagt Jonas.
„Ein Glück, dass ihr positiv darüber denkt. Wir können es gleich
wiederholen."
„Du Angeber hast uns einen Superflug versprochen. Doch wir wurden
hereingelegt." ,kritisiert Wilfred den nassen Vorfall.
„Ein Sturmwind kam mir in die Quere und ließ mich abstürzen."

„Was wäre unser Häuptling ohne eine passende Ausrede?" ,fragt Willi seine lachenden Mitstreiter.

„Wahrscheinlich würde der Witzbold als ein verschmähter Wasserfloh vor einer gefräßigen Unke das Weite suchen." ,erwidert Hajo.

Recht bedauernswert sieht Antons aufgeweichte Seele aus. Ein nasser Pudel versucht ähnlich die überflüssige Feuchtigkeit abzuschütteln. Bei jedem neuen Schritt auf dem rutschigen Untergrund knirscht das durchnässte Schuhinnere. Fröstelnd zittert der Leib eines Möchtegern - Helden, der sich offenbar zu viel zugemutet hat. So ein durchschnittlicher Knabenkörper ist vor diesen Naturbelastungen zu wenig abgehärtet. Nur Anton wollte es nicht wahrhaben und hat seinen Freunden eine falsche Tatsache vorgegaukelt.

Jetzt in diesem schrecklichen Zustand von einem aufgeweichten Fleischhappen sollte Anton sein Elternhaus meiden. Bei einer Konfrontation mit der Mutter könnte ein Donnerwetter ausbrechen, bei dem Theresa sagen würde: „Für zwei Groschen wirst du gründlich gesäubert und trockengelegt."

Nein danke ich will nicht, würde Anton dagegenhalten, weil er kein Muttersöhnchen sein möchte. Sein Kopf und der Schädelinhalt sind genauso störrisch, als die Elemente, die ihn massiv bedrängen könnten.

„Nur nicht stehen bleiben." ,lästert Michael. „So toll bewässert wächst du im Nu dort an. Dann kommt ein Köter vorbei und pinkelt dich voll, weil er dich für ein neues Bäumchen hält."

„Sehr witzig du langes Knochengestell. Pass´ nur gut auf, dass kein vorwitziger Spatz dich mit einem Zaunpfahl verwechselt und dir genüsslich auf die Birne kackt."

Peter grübelt stark nach und kommt zu einer neuen Erkenntnis.

„Eigentlich hat das Genie verloren, denn er wollte auf die andere Bachseite ohne Feindberührung fliegen."

„So kleinlich sehe ich das Übel nicht." ,sagt Willi.

„Als einziger hat er den Mut aufgebracht, sein lotterhaftes Leben auf´s Spiel zu setzen." ,fügt Jonas hinzu.

„Gut Jungs, der beste Teil kommt ja noch." ,sagt Anton rätselhaft.

„Wieso Brillenfuchs?" ,fragt Wilfred. „Ziehst du jetzt deine Hosen herunter und legst ein goldenes Ei? Oder zeigst du uns die Stelle, wo der kleine Schniepel abgehauen ist?"

„Bevor ich hier die neue Nummer präsentiere, müsst ihr zuerst noch zwei Groschen nachlegen." ,erklärt Anton.

Alle Zuhörer blicken sich verwundert an. So dreist kann nur ein Teufelskerl auftrumpfen, der weiß, auf welche Schweinereien die Hampelmänner abfahren.

Hastig werden sämtliche Kleidertaschen durchforstet. Insgesamt kommen gerade mal fünf Groschen zum Vorschein. Wird es für den Suppenkaspar ausreichen? Oder gibt es für weniger Geld nun auch weniger zu sehen? Kann der Tollkühne noch einen Wasserguss mehr vertragen oder geht er an der Wassersucht zugrunde?

Nach kurzer Überlegung willigt Anton ein. Ein richtiger Spaßvogel kann ohne seine dargebotene Schauspielkunst nicht überleben. Mutig stampft er die steile Uferböschung hinauf und flitzt wie vom Affen gebissen wieder herunter. Als der nächste Überflug beginnt, versucht Anton einen Salto auszuführen, der einen heftigen Luftwirbel erzeugt. Wieder sitzt der Pechvogel im Genick und lässt den wilden Zappelphilipp gegen eine unsichtbare Wand knallen. Jetzt nimmt er ein weiteres Mal ein leckeres Schweinebad inkauf, denn manche Knaben sind nach öfteren Waschungen erst einigermaßen sauber zu bekommen. Doch wehe, wenn der Wassergeist zu sehr gestört wird, so zieht er den Übeltäter kurzerhand unter die Wasseroberfläche. Nur wenige Sekunden später weist die Schlammbrühe das magere Opfer zurück und spuckt es wieder aus. Sicherlich wollen die verwöhnten Fische kein halbes Skelett abnagen.

Mit wenigen blauen Flecken und leichten Hautabschürfungen entkommt Anton dem Grauen der reißenden Wasserströmung. Als mögliche Wasserleiche wäre er bei den Freunden ein schlechtes Vorbild gewesen. Nun funkeln am Bachufer die neu verdienten Taler. Sie müssen vor den neidischen Schergen in Sicherheit gebracht werden. Jetzt geht es wieder aufwärts im Leben und die Böschung hoch. Aus einem listigen Fuchs wird ein innerlich jubelnder König geboren.

„Guckt euch diese agile Wasserratte an, wie sie den Dreck abschüttelt." ,ruft Wilfred herüber und verdreht dabei strahlend seine Ohren. Er kann sie ohne Berührung hin- und herwackeln lassen. Diese besondere Begabung besitzt Anton noch nicht.

„Alle Schweine sehen so aus, nachdem sie das Herumsudeln in ihrer Lieblingspfütze beendet haben." ,erklärt Willi, der es wissen muss, da er auf einem Bauernhof lebt.

„Eher sieht so eine begossene Vogelscheuche aus, die gerade in die Hose gepinkelt hat." ,meint Michael.

„Sehr coul Alter." ,flachst Jonas. „Nun spritzt ihr zwischen den Arschbacken das bischen Gehirn heraus."

„Aufhören ihr kleinen Teufel." ,schreit Hajo auf. „Ich kann kaum noch weiterlachen. Es tut so weh."

Bei gekrümmter Haltung werden die überforderten Bäuche im Zaum umklammert. Andere Kichererbsen krabbeln auf allen Vieren umher.

„Brrr ist mir kalt." ,winselt Anton. „Ich muss heimwärts ziehen."

Auch ein Häuptling muss gelegentlich die Kleidung wechseln, besonders dann, wenn die natürliche Farbgebung nach mehreren Schlamm-
schlachten stark gebleicht ist.

Ohne großes Palaver gehen die Freunde auseinander. Jetzt zeigt
der gestresste Pausenclown bestimmte Ermüdungsmerkmale vor. Ein
heimliches Anschleichen fällt leider ins Wasser, da ausgerechnet
zu diesem Zeitpunkt die Mutter neugierig aus einem Stubenfenster
auf die Straße am Lauterbach hinunterschielt. Erschrocken schaut
Theresa den besudelten Herumtreiber besorgt an.

„Wie siehst du denn aus?" ‚ruft sie.

„Meine Freunde und ich haben ein wenig Nachlaufen gespielt." ‚erwidert Anton kühl und besonnen.

„Ich dachte, du wärst aus einer Regentonne gekrochen."

„Mir ist es kalt."

„Komme rasch ins Haus, sonst holst du dir eine Erkältung."

Nach dem ersten Wortgeplänkel tippelt der gequälte Supermann um
zwei Hausecken herum. Vorne im Küchentrakt wird der Schnatterheini
bereits erwartet. Er hat bei solchen Empfängen stets eine unange-
nehme Vorahnung und ist in höchster Alarmbereitschaft, um den
mächtigen Krallen eines aufflackernden Schattens entweichen zu
können. Ob dort in der erzieherischen Obhut eine Fata Morgana
oder ein Satan in Menschengestalt lauert, eine glitschige Kreatur
flutscht überall durch. Plötzlich faucht eine weibliche Stimme
durch das Gebälk. „Willst du mir weismachen, du bist beim Rennen
nass geworden, wo es seit mehreren Tagen nicht mehr geregnet hat?"

„Einmal hat mich der steife Peter angerempelt. Dabei bin ich am
Bachufer ausgerutscht und ins Wasser gefallen." ‚schwindelt Anton.
Doch die Mutter glaubt ihrem Sohn diese Version nicht. Sie kennt

die Ausflüchte in dieser Form zur Genüge. Ein durchtriebener Jüng-
ling versucht so oft es möglich ist, die Wahrheit zu umgehen.
Kein Mensch möchte seine letzten Geheimnisse offenbaren, da sie
für bessere Tage bestimmt sind. Doch Theresa lässt nicht locker.
Sie will stets alles erfahren, auch wenn sie hin und wieder ins
Fettnäpfchen greift. Dann beginnt das Blut in den Adern zu kochen.
Der Verstand ist überfordert und spuckt teilweise wirres Zeug
aus. Sofort beginnt ein neuer Kampf um Macht und Eitelkeit.
„Willst du mir einen Bären aufbinden?" ,fragt die Mutter trotzig.
„Wo soll ich diesen herhaben, im Dorf ist doch kein Zoo?"
„Spaßvogel, deine Haare sind fast trocken."
„Meine Haare sind vom heftigen Windzug getrocknet."
„Gemeiner Lügner. Du bist ein gerissenes Bübchen."
„Und wenn schon. Ein wenig Nässe reißt keinem Hahn die Federn
aus." ,kontert Anton. Er fühlt sich unschuldig. Wozu noch dieses
unsinnige Spektakel, was die Mutter aufführt?
„Gleich rupfe ich dich." ,faucht sie los. „Dann weißt du, was
ich gemeint habe."
„Mein nasses Zeug muss vom Leib herunter, bevor ich mir eine Lun-
genentzündung einfange." ,sagt Anton bedrängt.
„Bleibe hier in der Küche, sonst versaust du meine Möbel. Ich
besorge dir trockene Kleidung. Verdient hast du sie nicht."
Vorerst bleibt Anton stumm. Er hat das erzieherische Gequake leid.
Sanft und sorgfältig rubbelt er mit einem Baumwolltuch seinen
geschundenen Körper ab. Nackt steht ein mageres Gerippe vor einem
Spiegel und grinst zufrieden hinein, als wären die wertvollen
Minuten der Lust und Heiterkeit eng begrenzt. Was war das für
ein toller Spaß, als Anton die leichtgläubigen Trottel skrupellos

ohne jegliche Reue abgezockt hat. Plötzlich steht Theresa hinter ihrem Sohn und denkt an den letzten Holzlöffeltanz zurück.

„Eigentlich wäre jetzt ein guter Zeitpunkt gewählt, um meinen neuen Holzlöffel bei dir zu testen. Nun ist er stabiler und beinahe unzerbrechlich."

„Um mich zu treffen, brauchst du mehr als nur einen Kochlöffel." Kaum hat Anton seine Meinung bekundet, da saust unverhofft ein feuchtes Spültuch durch den Raum und klatscht peitschenartig auf seinen nackten Hintern. Das gefällt Theresa, denn so ein fetziges Prügelerlebnis macht riesigen Spaß. Hierbei kann sie ihre Arbeitsmoral auf mehrere Kontakte verteilen und die angestaute Wut abreagieren.

Gedemütigt spürt der weit unterlegene Gequälte die sonderbare Mutterliebe, wie sie unter die Haut geht. Feurig werden die Nerven gesundheitsfördernd angeregt. Der Kreislauf gerät auf Hochtouren.

„Welch eine Gemeinheit, einen Wehrlosen von hinten zu überfallen."

„Bist wohl auf einen Nachschlag scharf? Kein Problem."

„Ich möchte keine neuen Sachen kaufen müssen." ‚sagt Anton.

„Du brauchst nichts zu kaufen, nur bezahlen."

„Bin ich denn eine Notenbank, die nach Bedarf geschröpft werden kann?"

„Du hast Glück, dass gerade meine Hand schmerzt, sonst ....", redet Theresa rätselhaft und hebt drohend eine Hand hoch.

„Was sonst großer Manitu? Komme ich an den Marterpfahl?"

„Zieh´ dir endlich trockene Kleidung an und verdufte du widerwärtige Klapperschlange."

„Habe ich ein Glück, dass ich so schlank bin." ‚sagt Anton.

„Vor eurer Geburt war ich genauso schlank."

„Ach so ist das. Die Söhne haben wieder einmal Schuld daran, so wie es jetzt ist."

„Papperlapapp, so war das nicht gemeint."

„Es wäre gut, jeder könnte sein ideales Leben aussuchen."

„Passt dir hier bei uns etwas nicht?"

„Wenn ich das alles aufzählen wollte, so stände ich morgen immer noch hier herum." ,erwidert Anton und grinst verstohlen.

„Ich glaube eher, dir geht es bei uns viel zu gut." ,sagt Theresa.

„Es könnte besser sein, aber es geht einigermaßen."

Theresa zieht erbost ihre Schnute hoch und will dem frechen Bengel einen Klaps hinter die Ohren geben. Doch Anton ist geschmeidisch und weicht rechtzeitig aus.

„Nun ist es mit dem Gesülze vorbei." ,faucht die Mutter.

„Ich bin schon weg, adieu und schüss."

Der frisch gekleidete Junge gönnt sich nun eine gediegene Pause. Er braucht neue Energie und das letzte Ärgernis will aus der Seele entfliehen. Eine Entspannung bewirkt eine wundersame Verwandlung. Bruder Hajo hockt ein Stockwerk höher bei seiner Großmutter. Sie besänftigt heimlich kleine Wehwehchen mit zuckersüßen Magenspülungen. In einem weichen Sessel sitzend ist das Lebensgefühl recht angenehm. Kein Mensch meckert herum oder blökt Hajo teuflisch an. Keine übereifrige Erziehung droht mit Hieben oder sonstigen Strafen. Oma Sophie ist der richtigen Erziehung eine Lebensstufe voraus und weiß nun, wo es langgeht. Daher sind die älteren Leute kinderfreundlicher und hilfsbereiter. Sie sind stets dankbar für jegliche Gesellschaftsform in guter Absicht.

Ist ein neuer Friede eingekehrt, geht der Rest des Tages ruhig zur Neige. Träume mein Kind und wache mit neuem Elan wieder auf.

*

Akrobatik im Stroh

Neben dem alten Ferkelstall grenzt die große Scheune an. Sie ist ein Teil des Hofgrundes von Bauer Bulli. Zeitweise weht ein scharfes Lüftchen um die Stallecken, das kalt und würzig anmutet. Alle einheimischen Besucher haben sich längst an das unterschiedlich duftende Aroma gewöhnt. Nur eine derartige Bretterbude zwischen Stall und Scheune ist auch bei negativen Bedenken nicht zu umgehen und sollte nur für das dringende Bedürfnis eines Notgeschäfts aufgesucht werden.

Leider gibt es für eine dringende Benutzung keine Klingelvorrichtung, damit ein Langzeitprofi, der zu sehr von Zeitungsartikel abgelenkt wird, rechtzeitig bemerkt, wann seine Brunzzeit abgelaufen ist. Vorher kann ein gottgefälliger Mensch nicht als nachfolgender Brüter seine persönliche Glückseligkeit genießen.

Bricht zum Abend hin die Dämmerung herein, schwirren vereinzelte Flughunde vom rötlichen Scheunendach herunter und verbreiten Angst und Schrecken. Ähnliche Vorstellungen verursachen die laut miauenden Katzen, die über dem Ferkelstall ihr Lager bezogen haben. Für ein tierisch geiles Liebesständchen bringen die lästigen Biester ihre zarten Stimmbänder auf Hochtouren.

Kreuz und quer zischen entsetzliche Traumbilder durch das menschliche Gehirn und lassen geisterhafte Wesen aufblitzen. Ein verkrampftes Gefühl der Unbehaglichkeit treibt die Angsthasen in die Enge. Ein schauderhaftes Kribbeln befällt das entblößte Menschenfleisch. Dämonenhafte Scheingestalten rütteln an lockeren Gegenständen und rücken peinliche Augenblicke ins Trugbild.

Pfiffige Gesellen wissen längst, hier ist der tägliche Schabernack

nur ein erklärbares Phänomen des vielseitigen Naturzaubers. Doch
ein dummer Hasenfuß kann hier zwischen eingebildeten Gespenster
und natürlichen Luststudien schwer unterscheiden.

Kündigt sich die Winterszeit an, lauert auf einer eisigen Hofebene
der unbarmherzige Frostteufel. Er zwingt den jeweiligen Auserwähl-
ten zu falschen Fußtritten, die das Gleichgewicht magisch verunsichern. Dabei gerät der dusselige Unglücksrabe in eine beschissene
Situation. Er kämpft mit einer bedrohten Seele gegen die Ungerech-
tigkeit der Gegenwart an. Nach dem erfolgreichen Geschäft tauchen
alle negativen Erlebnisse im Alltagstrott unter.

Hinter einem doppeltürigen Scheunentor versperrt ein robuster
Querbalken den direkten Eintritt zu einer Lagerstätte für Stroh
und Heu. Mit heftigen Rütteleinlagen versuchen einige Knaben den
hölzernen Widersacher zu überlisten. Sie wollen ihn durch einen
fingerbreiten Türspalt beim Schopf ergreifen und anheben.

Mittels eines zähen Besenstiels wird auf der Anschlagseite der
Torhälfte der verbindende Querbalken aus seiner Umklammerung so
weit hochgedrückt, bis das nach außen zu öffnende Tor eine ausrei-
chende Eindringmöglichkeit vorzeigt. Für eine möglichst schnelle
Flucht bleibt der Querbalken vorpräpariert, um die Jäger und die
Gejagten sinnvoll zu trennen.

Ohne weitere Verzögerung dringen die jugendlichen Forscher in
ein fremdes Gebäude hinein und fallen über sorgfältig geordnete
Strohballen her. Mit wenigen Klimmzügen ist die protzige Balken-
konstruktion unter dem Scheunendach erobert. Nun kann ein gewagter
Streich beginnen.

Ungeübte Balanceakte stürzen in einer peinlichen Manier in das
stellenweise harte Strohlager. Es ist ein Flug zur Selbstfindung.

Störende Zwischenrufe vermindern ein erhofftes Selbstvertrauen. Sie treiben das riskante Spiel auf eine gefährliche Ebene hin, wo nur Bruchteile von Sekunden über das Leben oder den Tod entscheiden können.

Fällt ein Dummbeutel unsanft auf die Nase, so werden die teilweise ermüdeten Glieder neu aktiviert und auf Trab gebracht. Widerspenstig stechen die gebündelten Strohhalme auf die zarte Kinderhaut ein und wollen alle weiteren Turnübungen verbieten. Doch jetzt hier feige davonstehlen ist im laufenden Wettbewerb nicht vorgesehen. Deshalb müssen die aufgebürdeten Begleiterscheinungen auf eine erfolgreiche Platzverteilung noch eine Weile warten.

Zu Beginn eines freundlichen Idiotentests kann kein Mitturner vorausbestimmen, ob ihn eine gelungene Darbietung hocherfreut oder das Frustgefühl des Versagens anhimmelt. Alle Beteiligten halten wie Pech und Schwefel zueinander. Niemand wird grundlos im Stich gelassen.

Ehrgeizig steht der große Maulheld Anton im Mittelpunkt und hat zu einem beschwingten Stelldichein geladen. Als er seinen ersten Sprung in die Tiefe ankündigt, ist das pure Vergnügen im Anflug. Der Boss erwartet von seinen Untertanen eine entsprechende Bewunderung, denn er fühlt sich plötzlich zum Feldherrn des Strohlagers berufen. Alle Zuschauer sollen vor Neid erblassen, wenn die hoch bewerteten künstlerischen Darbietungen ins stachelige Vergnügen eingreifen.

„Wer zeigt mir einen gekonnten Überschlag?" ‚will Anton wissen. Alle angesprochenen Flugschüler gucken sich geschockt an. Sie möchten nicht voreilig an einer Dummheit scheitern. Wie angewurzelt stehen Jonas und Hajo auf dem Quergebälk und blicken mutlos in den Abgrund hinab. Eine verflixte Hemmschwelle blockiert auf irgendeine Weise ihr flapsiges Unterbewusstsein. Lieber vorerst eine feige Sau mimen, als für immer eine tote Ratte sein.

Michael ist entschlossener und testet mit einem normalen Sprung auf die angereihten Strohballen die Härte des Aufpralls. Anton ist bestürzt. Ihm geht alles viel zu langsam voran.

„Was ist heute mit euch Pfeifen los? Fehlt euch der richtige Mumm in den Knochen?" ,fragt der Chefmeckerer.

„Nichts ist so einfach, wie es ausschauen mag." ,erwidert Hajo.

„Springt endlich herunter." ,ruft Michael zu den Freunden, um von den eigenen Problemen abzulenken.

„Soll ich mir überhastet das Genick brechen?" ,fragt Jonas.

„Ich kenne Geschöpfe, die im Stehen schlafen." ,sagt Peter.

„Wozu seid ihr überhaupt hinaufgestiegen?" ,will Anton wissen und macht eine abwertende Handbewegung. Abwarten ist für ihn ein Fremdwort. Bei ihm kommt nur jetzt oder nie infrage.

„Von hier oben her ist die Aussicht besser." ,antwortet der Bruder scherzhaft. Anton guckt melancholisch. Seine neuen Gesichtszüge haben mächtige Falten bekommen. Ob er unter dem Fehlverhalten der Freunde leidet? Vergnügt schüttelt Michael seinen Nudelkopf.

„Einfach die Augen zuhalten und sich fallenlassen."

„Du bist vorhin rückwärts gelandet." ,sagt Jonas. „Das könnte gefährliche Auswirkungen herbeiführen."

„Von wegen gefährlich. Das Stroh ist weich und notfalls fangen wir euch auf." ,versucht Anton die lauernde Gefahr abzublocken.

„So ein dürres Gestell will uns hier veralbern." ,sagt der Bruder.

„Diese Bohnenstangen rammen wir ungespitzt in den Scheunenboden."

„Das möchte ich sehen." ,meint Michael.

„Mit dieser Bohnenstange bist du gemeint.", sagt Anton zu Michael
und lenkt so von dem eigenen dürren Gebilde ab.
„Ist klar Brilli, so Gott es gefällt."
„Lasset die Engelein zu ihm kommen. Er bittet um mehr Aufmerksam-
keit.", witzelt Peter.
„Geht lieber aus unserer Flugschneise ihr Scherzkekse.", ruft
Hajo herunter. „Was uns im Weg ist, machen wir platt."
Von dieser Ankündigung sehr erfreut, springen die wartenden Stroh-
fans vorsichtshalber zur Seite und erwarten eine wundervolle Flug-
nummer. Doch was ist mit der bejubelten Courage los? Plötzlich
ist sie eingeknickt und abgetaucht. Niemand sollte länger als
es erlaubt ist, das Vertrauen unter den Freunden auf eine harte
Probe stellen, wäre da nicht eine Vermutung nahe, die Zuschauer
möchten eine neue Schlafstelle erproben.
Jonas hält die nervlichen Belastungen nicht mehr länger aus und
stürzt mit einer halben Körperdrehung in die Tiefe. In einem Luft-
spalt zwischen vier Strohballen bleibt der Knabenkörper stecken.
Nur der Kopf ragt oben hervor. Mächtig aufgewirbelt dringt der
feine Getreidestaub in alle Hautporen, Kopflöcher und in sonstige
Öffnungen ein. Vor lauter Dreckszufuhr beginnt die Nase zu niesen
und der Mund hustet die Dämlichkeit aus. Das war eine Niete in
Zeitlupe.
Als letzter Scheunensegler muss Hajo seine schlotternde Wesensart
verkneifen, denn er möchte einen richtigen Salto vorführen. Nur
der Ehrgeiz alleine bewirkt keine Wunder. Für einen geschmeidigen
Ablauf der Gelenkbewegungen müsste die steife Körperhaltung einen
hohen Tribut zollen. Recht ungeschickt donnert die knubbelige
Masse auf das knisternde Strohlager hernieder. Nachdenklich und

besorgt schauen die Freunde auf den Ort des dumpfen Einschlags. Für wenige Sekunden haben sie sich in erstarrende Statuen verwandelt und bekunden mit einem unerklärbaren Mienenspiel ihr Mitleid. Listig bleibt der Unglücksrabe für eine kurze Zeit der Besinnung auf den Getreideresten liegen, um die Freunde zu narren und das vorgetragene Ergebnis eines gefährlichen Spiels in einen Schockzustand zu versetzen.

Als die vorgetäuschte Genesungsfase ihren erwünschten Zweck erfüllt hat, rafft Hajo seine leicht angeschlagene Gestalt auf und fragt Scherzhaft: „Seid ihr Helden noch alle da?"

„Er hat uns verarscht." ‚ruft Peter.

„Nicht verzagen, den Meister fragen." ‚quatscht Hajo blöde herum.

„Jetzt spielt er uns einen Geisteskranken vor." ‚sagt Michael.

„Das war nix du Fehler in der Natur." ‚krätzt Anton hervor.

„Ich sollte herunterspringen und tat es."

„Er hopste und fiel als Blindgänger ins gemachte Nest."

„Auf so ein skuriles Theater können wir verzichten." ‚sagt Anton.

„Wahrscheinlich ist ihm ein Senfkorn ins Auge geflogen, das ihn nur beschränkt tauglich machte." ‚versucht Jonas den vermurksten Abgang zu entlasten.

„So wird es gewesen sein." ‚lästert Anton. „Beschränkt bedeutet, der Verstand setzt aus."

„Hat dein Bruder jemals einen normalen Verstand besessen?" ‚fragt Peter und grinst abwertend.

„Das frage ich mich auch andauernd." ‚erwidert der Boss. Niemand sollte ihn ohne einen besonderen Grund herausfordern und unbedacht sein Ansehen in Verruf bringen. Wie heißt es: Wer anderen eine Grube gräbt, fällt selbst hinein!

Der Bruder weiß, was er von solchen Redensarten zu halten hat.
Für ihn ist das alles ein harmloses Wortgeplänkel, wobei mehrere
Wichtigtuer um ihre Gunst buhlen. Ähnliches hat Hajo auch drauf.
„Der unverschämte Pollenflug hat mir die freie Sicht genommen."
„Alles nur Ausreden." ,kontert Peter. „Soll er doch seinen miss-
glückten Salto wiederholen."
„Lieber nicht. Dann gibt es einen riesigen Fettfleck." ,sagt der
Chef. „Auf einer fettigen Strohunterlage würden sich die Rindvie-
cher das Genick brechen. Das können wir auf keinen Fall erlauben."
Beipflichtend nicken die Freunde und lachen vergnügt über Antons
coule Aufklärung. Spaßig zeigt er dabei eine leckere Fratze vor,
als würde er gerade einen verirrten Elch knutschen.

Für mehrere Flugversuche reichen die normalen Kräfte der Buben
nicht aus und zu viel klebriger Getreidedreck verhext die Gemüter.
Kurz entschlossen klettern die Eindringlinge auf den seitlich
angrenzenden Heuboden hinauf, der über dem alten Schweinestall
angelegt ist. Durch ein beschädigtes Fachwerkteil, in dem ein
ausreichender Durchschlups einen idealen Einlass gewährt, zwängen
die Abenteurer ihre schlanken Gestalten und landen auf einer weichen Unterlage. Das überwiegend getrocknete Gras wirkt äußerst
anschmiegsam. Gelegentlich zwickt ein hartnäckiger Unkrauthalm
und drängt den vorwitzigen Helden wehleidige Kratzspuren auf.
An manchen verdeckten Heuauflagen besteht im defekten Zwischenbo-
den die große Gefahr eines plötzlichen Einsturzes, da der Untergrund bedenklich nachgibt. Hier kann der kuriose Ausflug vorzeitig
im Ferkelstall enden.
Solch ein unerwartetes Maleur könnten die gestörten Sauen falsch
auffassen und denken, die ungebetenen Gäste wollten ihr Fressen

stehlen. Blitzartig würde die tierische Abgeschiedenheit in eine
heikle Schweinerei umgewandelt.

Durch die fensterähnlichen Maueröffnungen an der Rückfront dringt
der scharf gewürzte Geruch des bäuerlichen Misthaufens und im
Feld dahinter ist der gepflegte Garten zu erkennen. Eine mögliche
Gefahr durch umherstreifende Erzieher ist vorläufig auszuklammern.
Keiner dieser flexiblen Herumtreiber hat eine besondere Lust mit
den Gesetzen der Justiz in einen Konflikt zu geraten und hinterher
in einer Besserungsanstalt zu landen.

Mit größter Vorsicht schleichen die uneinsichtigen Weltverbesserer
aus dem unmittelbaren Gefahrenbereich retur zu den Strohballen
hinüber. Verspielt und unbefriedigt ergreifen die Traumtänzer
die herumliegenden Getreidebündel und werfen sie kreuz und quer
durch die Luft, als möchte der eine Schlingel dem anderen den
Schwarzen Peter aufhalsen.

Weit verstreut schweben die losgelösten Strohhalme über den Kampfplatz. Das ist kaum eine streng erzieherische Referenz für ein
normales Benehmen. Es könnte das Vertrauen in der unmittelbaren
Nachbarschaft in einen Misskredit bringen. Dies hat Hajo längst
durchdacht. Ein recht mulmiges Gefühl weist ihn auf eine große
Dummheit hin, bei der aus einem kindlichen Spaß eine ernsthafte
Sache werden könnte. Irgendwann muss ein wilder Streich ein für
beide Seiten ausgewogenes Ende finden.

„Hört mit dieser Schweinerei hier auf. Was soll der arme Bauer
von uns denken?"

„Das ist mir völlig wurscht." flachst Anton. „Meinetwegen soll
er sich schwarzärgern."

„Bald sehen wir aus wie fünf kleine Negerlein." ,sagt Michael.

„Der Dreck bleibt wie eine Klette an uns haften." ‚jammert Jonas.
„Ihr törichten Heulsusen macht euch nicht ins Hemd." ‚versucht
Anton die heikle Situation abzuwerten.
„Wir machen nicht ins Hemd, höchstens in eine Strohecke hinein."
„Pfui Teufel." ‚ruft Peter. „Hoffentlich bin ich nirgendwo hinein-
getreten."
„Das war nur ein Scherz." ‚erklärt Hajo.
„Wer weiß, ob er nicht vorhin aus lauter Angst ins Heu geschissen
hat. Und die armen Schweine im Stall haben das Nachsehen damit."
Solche Sprüche versinken im Chaos, welches notdürftig beseitigt
wird. Hajo will nicht für eine Unbeherrschtheit seiner Mitstreiter
zum Sündenbock gestempelt werden. Ununterbrochen wirbelt der Getreidestaub umher. An vielen ungeschützten Hautstellen juckt es
entsetzlich. Anton und seine Freunde versammeln sich im Mittelteil
der Scheune. Stolz wie ein aufgeblähter Pfau will der Boss seine
Machtverhältnisse vertiefen und bekundet: „Super Jungs, so kann
es bleiben. Machen wir´ne Fliege und schwirren ab, bevor uns ein
gereizter Kinderschreck auf die Pelle rückt und ans Leder will."
„Ein unkomplizierter Rückzug ist stets die beste Lösung." ‚meint
Michael und lacht über alles, was er erspät hat.
„Bist du aber schlau." ‚sülzt Anton rum. „Ohne deinen Tip hätten
wir uns hier bestimmt verirrt."
Vorsichtig wird der schwere Querbalken des Scheunentores angehoben
und die bewegliche Türhälfte einen halben Meter weit geöffnet.
Kein Mensch ist draußen zu orten. Einer nach dem Anderen zwängt
seinen jugendlichen Körperbau zum Tor hinaus. Endlich wieder frei.
Nach dem Schließen der Torhälfte fällt der Querbalken zurück in
seine Verankerung. Hastig werden die letzten Strohreste entfernt.

*

Der Uhrmacher mit dem Flaumbärtchen

An einem Nachmittag im Frühling bleibt die kleine Weckuhr stehen. Sie will plötzlich nicht mehr weiterticken. Kein kräftiges Rütteln und Schütteln macht das Uhrwerk wieder gangbar. Das sture Ding bleibt einfach stumm.

„Verflixt und zugenäht." ,schimpft Theresa. „Irgendwo ist der Wurm drin."

Für einen neuen Wecker ist kein Geld da. Es ist kostbar wie ein rohes Ei. Schnellstens muss das defekte Gerät zum Uhrmacher hin. Ein Glück, dass Hajo gerade in der Nähe verweilt. Kurzerhand wird er zum Boten, zum Überbringer einer wichtigen Mission erwählt. Jetzt liegt das weitere Schicksal von Theresas geliebter Uhr in seinen Händen. Soll das gute Stück weiter existieren oder als gewöhnlicher Schrott auf dem Sperrmüll landen?

„Mein kleiner Schatzemann, du musst heute noch zum alten Uhrmacher hingehen und ihn höflich bitten, nach unserem Wecker zu schauen. Kein Zeiger will sich bewegen."

„Da wird die Feder kaputt sein." ,meint Sohn Hajo.

„Das können wir nur annehmen. Wenn ich den Uhrendeckel entferne, fallen vielleicht die Einzelteile heraus. Dann ist die Uhr nicht mehr zu retten."

„Da hast du recht Mutter. Die Metallfeder könnte herausspringen und ins Auge fliegen. Das ist viel zu gefährlich."

„Du hast den Nagel auf den Kopf getroffen." ,sagt Theresa. „Bringe die Uhr rasch weg und frage gleich nach der Dauer der Reparatur."

„Mache ich Mutter."

„Was überlegst du denn noch?"

„Ich kann nicht hexen."

„Aber ich möchte heute noch erfahren, ob mein Wecker zu reparieren ist oder ob ich mich anderweitig umschauen muss."

„Ja Mutter, ich fliege gleich los."

„Flieg aber nicht auf die Straße, sonst fallen die Einzelteile des Weckers in der Gegend herum und bleiben verschollen."

„So schnell bin ich auch wieder nicht."

„Gehe langsam voran. Dann passiert dir nichts."

„Wie weise von dir liebe Mutter. Wären doch alle Menschen so rücksichtsvoll gepolt."

„Jetzt hinweg mit dir du weiser Esel. Die Uhr repariert sich nicht von selbst." ,meckert Theresa.

Gerade hat Hajo einige nette Worte gesagt, da wird er gleich getadelt. Sollte er lieber seinen Mund halten und schweigen? Nur wann oder wo wäre es günstiger, dieses vorlaute Plappermaul im Zaum zu halten?

Auf eine Frage hin ist eine höfliche Antwort vorteilhaft. Also ist das erwähnte Schweigen eher eine Dummheit. Ein Für und Wieder auszupendeln scheint sehr kompliziert zu sein. Ob Hajo nun redet oder schweigt, irgendetwas macht er stets falsch.

Andere utopische Geheimnisse sind spurlos abgetaucht und wollen nicht ans Tageslicht zurückkehren. Hajo schreitet nahezu 150 Meter weit, bis er vor einem kleinen Haus stehen bleibt. Es ist inmitten der rechten Flanke einer Seitengasse eingefügt. Hier hat ein älterer Herr mit nun überwiegend weißer Haartracht eine solide Existenz aufgebaut. Jetzt im fortgeschrittenen Alter ist der alleinstehende Mann ein wenig zittrig geworden. Er kann nur noch gebückt mit der Hilfe eines Gehstocks einigermaßen umherschreiten.

Seit seiner Geburt ist der alte Mann behindert. Er hat einen hässlichen Buckel, der ihm sehr zu schaffen macht. Doch solch eine Tätigkeit eines versierten Feinmechanikers hält den Uhrmacher bei guter Laune. Das ist seine Berufung, sein Lebenswerk.

Durch ein geöffnetes Zauntürchen und die Haustüre gelangt der Besucher in einen kargen Flur. In linker Position ist ein quadratischer Arbeitsraum, der eine Wandbreite von zirka 4,5m vorzeigt. Zur Straßenseite hin fällt durch zwei nebeneinander befindliche Stubenfenster ein ausreichendes Sonnenlicht, das die altersbedingte Sehschwäche des Uhrmachers positiv beeinflusst.

Mitten im dezenten Arbeitsraum steht ein altmodischer Holztisch, auf dem feine Werkzeuge ordentlich verteilt platziert sind. Sie warten auf eine neue Benutzung. Zwei Meter entfernt sorgt ein gusseiserner Kohleofen in den kühleren Tagen für eine aufmunternde Körperwärme und ein geistiges Wohlbefinden.

Als der alte Uhrmacher den jungen Gast näher betrachtet hat, fragt er schließlich mit einer freundlichen Stimme: „Mein lieber Junge, was hast du für eilige Sorgen mitgebracht?"

„Unser Wecker ist plötzlich stehen geblieben und lässt sich nicht mehr aufziehen. Bestimmt ist die Feder kaputt."

„Es könnte auch ein Zahnrad klemmen, was die Mechanik blockiert."

„O weh, in dem Wecker muss der Teufel stecken."

„Sobald der Deckel entfernt ist, werde ich erfahren, was mit der Uhr los ist." ,beruhigt der Uhrmacher seinen Kunden.

„Hoffentlich ist sie noch zu retten." ,sagt Hajo.

„Wird eine Uhr zu sehr beansprucht, ist ihre Funktionszeit abgelaufen." ,erklärt der Greis. „So geht es auch anderen Geschöpfen, wenn ihr überfordetes Herz aufhört zu schlagen."

Mit einer geschickten Handhabung ist der Uhrendeckel rasch gelöst.
Neugierig blickt Hajo dem geübten Handwerker über die Schultern.
„Einfach wegwerfen ist eine praktische Notlösung." ‚sagt der Bub.
„Doch meiner Mutter würde dies gegen den Strich gehen."
„Oft führen die Weiber um einen derartigen Krempel ein Affentheater auf. Früher oder später macht ein Jeder seine Erfahrungen."
„Da haben sie völlig recht."
„Warte nur ab mein Junge. In fünf Minuten weiß ich mehr."
„So viel Zeit muss sein." ‚sagt Hajo und betrachtet aufmerksam in der Uhr die fein gearbeiteten Zahnräder, die teilweise eingestaubt sind. Mittels eines hilfsreichen Okulars hat der Uhrmacher schnell die trotzige Störquelle entdeckt. Aus einem geöffneten Schubfach unter der Arbeitsplatte werden geheimnisvolle Instrumente hervorgeholt. Sie sind von dünnen Wolltücher umhüllt. Gut behütet lagert das besondere Werkzeug wie in einer verborgenen Schatzkammer. Langsam stirbt die interessante Handwerkskunst aus, denn eine neue Technik drängt weiter vorwärts.
Eine Vielfalt von winzigen Zahnräder, Achsen, Schrauben, Muttern und sonstigem Zubehör lagert sortiert in einer geräumigen Pappschachtel. Es ist ein handwerkliches Heiligtum, eine besondere Sehenswürdigkeit, welche die knabenhaften Gedanken leicht beirrend zum Grübeln bringt.
Nachdem im defekten Wecker der gröbste Staub entfernt ist, kommt ein gebrochenes Federband zum Vorschein. Es pendelt nutzlos im Uhrengehäuse umher.
„Eine neue Feder muss her." ‚sagt der alte Uhrmacher.
Das die Metallspirale kaputt sein könnte, hat der Bub bereits vorher geäußert. Nun hat er bloß eine Bestätigung erhalten.

Unklar ist weiterhin die Wartezeit, bis der Schaden behoben ist.
„Wie lange wird die Reparatur etwa dauern?" ‚fragt Hajo.
„Ich muss mir aus der Stadt eine neue Feder besorgen." ‚erwidert
der alte Mann. „Daher können zwei Tage vergehen, bis der Wecker
wieder funktioniert. Eher geht es leider nicht."
„Ich teile es meiner Mutter mit. Sie muss eben warten, bis die
defekte Feder ersetzt ist."
„Wir warten alle auf ein Wunder. Das ist der Lauf der Welt."
„Was wird die Reparatur kosten?" ‚fragt Hajo.
„Bringe 3-4 D-Mark mit. Irgendwie werden wir uns einigen."
Schweratmend blickt der alte Mann über das schmale Gestell seiner
Nickelbrille auf den Kohleofen herab. Heftig wird der Gehstock
gegen die eiserne Ofenummantelung geschlagen, damit die schwache
Feuerung besser in Schwung gerät.
Schreckhaft zuckt der Gast zusammen. Besser sollte er gleich sei-
nen Rückweg kundtun. Unauffällig versucht der Junge zu verduften.
Fürsorglich ruft der alte Mann hinter ihm her: „Schließe gut die
Haustür zu, damit keine ungebetenen Leute ins Haus eindringen
können, die mich ausrauben wollen."
„Geht klar. Ich sperre alles richtig zu." ‚sagt Hajo.
Ohne Umwege geht er ins Elternhaus zurück. Wie erwünscht ist die
auferlegte Botschaft bei Theresa übermittelt. Zwei Tage lang muss
die Mutter nun mit einer Ersatzuhr vorliebnehmen.
Sicher ist sicher, denkt der weißhaarige Uhrmacher und schreitet
zur Kontrolle selbst zu den Türen hin, um sie vorsichtshalber von
innen her abzuriegeln. Jetzt kann kein Bettler oder Zigeuner unbemerkt die Nachtruhe stören und nach möglicher Beute suchen. Auf
diese Weise bleibt dem älteren Herrn viel Ärger erspart.

Drinnen in der Arbeitsstube liegen viele defekte Uhren herum und warten auf eine baldige Reparatur. Mit einer besonnenen Gestik und einem feinen Fingerspitzengefühl brütet der greise Uhrmacher oft viele Stunden über interessante Objekte nach, die eine besonders aufmerksame Behandlung benötigen.

Zahlreiche Fehlerquellen entdecken und bereinigen, dies hat das bisherige Lebenswerk eines beliebten Feinmechanikers voll ausgefüllt. Seinen Mitmenschen hat er ein brauchbares Fachwissen übermittelt. Daher ist ein Außenseiter der Gesellschaft zu einer wichtigen Persönlichkeit aufgestiegen.

Täglich zu den Hauptmahlzeiten schreitet der gehbehinderte Bürger gemüsslich zum Wohnhaus des Schwiegersohnes hinüber. Dieser residiert zirka 200 Meter von der eigenen Schlafstätte entfernt.

Der Schwiegersohn ist ein wieselflinker Barbier, der über die Ortsgrenzen hinaus bekannt ist. Sein Frisörsalon liegt gleich gegenüber einer gutbesuchten Dorfkneipe, wo der ansässige Fußballverein seinen heiteren Stammtisch feiert.

Zuerst werden im Salon die Haare veredelt, und danach wird genüsslich ein Rachenputzer geschlürft, der mit leckeren Bieren garniert ist. Auf diese Weise nutzen die besonders heißblütigen Bürger eine gute Gelegenheit, ihre anstehende Kopfpflege mit einem guten Durstlöscher zu kombinieren.

Ähnliche Feinheiten gehen dem sehr geschwätzigen Barbier flott von der Seele. Noch schneller, als die schnippelnde Schere das Kopfhaar durchtrennt, schweben die überhastet hervorgepressten Wörter aus einem fast rastlosen Plappermaul, als wäre dieser hektische Haarkünstler teilweise verhext.

Jeden Sonntag, wo das Friseurgeschäft geschlossen hat, verweilt der Frisör am Nachmittag auf einem Sportplatz im Gemeindeverband und notiert geschäftstüchtig alle brauchbaren Ereignisse, die während eines fetzigen Fußballspiels wichtig erscheinen. Im Nu wird aus einem wilden Barbier ein ehrgeiziger Allzweckreporter, der für die Gemeindezeitung schreibt und das aktuelle Tagesblatt aufmunternd um eine gelungene Schlagzeile erweitert.

So tritt ein theatererfahrener Dorffrisör auf zwei Kunstbühnen auf und schlägt zwei Fliegen mit einer Klappe. Während die Kunden im gutbesuchten Friseursalon auf einen passenden Haarschnitt warten, erzählt der wieselflinke Haarkünstler von den brandneuen Berichten der letzten sportlichen Vorkommnisse und von einigen erwähnenswerten Wirtschaftswunder, um jegliche aufkommende Langeweile zu verhindern. Pausenlos redet der geheimnisvolle Kammverdreher drauflos. Wer bis zu diesem Zeitpunkt noch kein Sportfan ist, wird an Ort und Stelle bei einer redegewandten Atmosphäre neu belehrt und eingehend überzeugt.

Bei jedem hektischen Auftritt fühlt sich mancher Kunde peinlich in eine unsichtbare Ecke gezwängt, denn niemand wagt eine heikle Gegenoffensive zu starten. So lange nur freundliche Worte herüberdringen, fällt die erwünschte Haartracht meistens zufrieden gestellt aus. Nur ein unpassendes Wort oder eine unbedachte Geste zum falschen Zeitpunkt würde aus einer hübschen Haartracht eine scheußliche Mecki-Rasur entstehen lassen. Dann könnte die übliche Begeisterung missverständlich in eine Zwietracht geraten, und ein teufliches Chaos wäre der Preis dafür.

Besser ist es, stets zu allem Wortgeplänkel ein Ja oder Amen beizufügen, als arg genervt und zappelig auf dem Behandlungsstuhl hin- und herzuwippen.

Jedes menschliche Gehör gewöhnt sich mit der Zeit an eine sehr ungewöhnliche Quasselstrippe, die ohne dieses ständige Geqatsche als Reporterass nicht existieren kann.

Manche Kunden erhoffen mit Gottes erflehender Zuwendung eine weniger geschwätzige Haarbehandlung, bevor der umherwirbelnde Schnatterheini zu eifrig die zu bearbeitende Haartracht wollüstig begrapschen kann und danach den abgefertigten Gast voller Zuversicht für eine heitere Frisurenreklame auf den glänzenden Laufsteg der Pflastersteine hinaustreten lässt.

Was dort im Salon die flinken Hände mit den Kämmen und Schneidegeräte bewirken, vermittelt im Gegenzug der alte Uhrmacher mit seinen übermenschlichen Kräften und einer bereitwilligen Hilfestellung zum Wohl aller defekter Zeitmesser und verwünschener Uhrenlaufwerke, die gelegentlich zu einer gründlichen Überprüfung in eine Werkstatt gehören.

Eine freiwillige Aufopferung bis an die Grenzen des geistigen Horizonts ist nicht mit Goldklumpen aufzuwiegen.

In der letzten Lebensfase gerät ein überforderter Verstand in einen peinlichen Zustand einer vergeblich bemühten Selbstbeherrschung. Ein schwarzes Loch eines verkümmerten Unterbewusstseins ist das Ende. Jetzt ist ein unbeachteter Defekt nicht mehr zu kitten. Nun landet ein neues Schrottgebilde auf dem Müllhaufen. Ein neues Element des Universums entsteht und rostet unaufhörlich dahin, bis alles zerfallen ist und die letzten Staubkörner verweht sind. Das eine Haar wird geboren, das andere muss sterben. Der Jungbrunnen ist dynamisch und das Altenteil ist verwelkt. Alles liegt in Gottes Hand, denn keiner kann das Ende voraussehen.

*

Die Rübenschlacht

Während der Kriegstage beförderte eine dampfende Bimmelbahn mit ihren Waggons im Schlepptau die unglücklichen Frontkämpfer und eine meist verarmte Bevölkerung von Ort zu Ort ihrer Bestimmung entgegen.

Jetzt nach der großen Völkerschlacht ist von den letzten Menschentransporten nur eine heitere Episode der Erinnerung übrig geblieben. Eine letzte Lokomotive mit angekuppelten Waggons schleicht weiterhin über einen ortsdurchquerenden Schienenstrang. Zusätzlich sind im Bereich des Bahnhofsgeländes noch zwei Nebengleise zum Beladen der jeweiligen Bedarfsgüter angeschlossen.

Es ist ein überwiegend stiller Ortsbereich, wo zwischen vielen wild wachsenden Unkrautpflanzen einige von Rost befallene Weichen auf eine baldige Betätigung warten.

Vor zwei prächtig herangewachsenen Lindenbäumen steht ein einsames Bahnwärterhaus, wo zu den Glanzzeiten des Bahnbetriebs zwei bis vier Bahnbedienstete ihre vorgeschriebene Arbeit verrichteten. Sie blickten je nach Lage der Besinnlichkeit über die Gleise hinweg zu einer Kohlenhandlung hinüber, die heute noch ihre großen Geschäfte ankurbelt.

Unweit in linker Position ist ein kleiner Lagerschuppen erbaut, in dem die zu befördernden Holzkisten, Kartons und unverpacktes Frachtgut sicher zwischengelagert sind. Mit der Eisenbahn lassen sich die Transportkosten günstiger und preiswerter abwickeln. Kurz hinter der Giebelwand des Lagergebäudes ist ein stabiler Rammbock im Erdreich verankert. Hier stehen vereinzelte Güterwaggons am Endpunkt eines Nebengleises und warten auf ihre baldige

Weiterfahrt, nachdem sie nacheinander abgefertigt sind.

Jede Dampflokomotive braucht zu einem bestimmten Zeitpunkt einen neuen Wasservorrat. Er wird in unmittelbarer Nähe des örtlichen Flusslaufs nachgefüllt. Hier ist abseits der Gleise im Bereich einer angrenzenden Firmenwand eine passende Vorrichtung angebaut, wo über ein schwenkbares Eisenrohr der geleerte Wasserkessel seinen spritzigen Einlauf erhält. Es dauert etwa eine halbe Stunde, bis im riesigen Zylinderkessel die ausgepresste Luft entwichen ist. Vor jeder Weiterfahrt erschallen kurze Pfeiftöne, die noch aus einigen 100 Meter Entfernung zu hören sind.

Protzig rollen die stählernen Räder dieser polternden Kolosse in die örtliche Bahnhofsstation ein. Dabei bebt unter den Gleisen der Erdboden, weil die tonnenschwere Last auf die zahlreich verlegten Holzpfähle drückt. Alle Schienenstränge sind im Bahnhofsbereich über mechanisch betätigte Weichen miteinander verbunden. Bevor eine Lok hin und zurück über eine bestimmte Weichenstellung rollen kann, muss der Lokführer selbst oder ein Gehilfe die angesteuerte Weiche so umstellen, wie seine Weiterfahrt geplant ist.

In jeder Zwischenstation werden die landwirtschaftlichen Erzeugnisse von den umliegenden Bauernareale angeliefert, um zu ihrer Weiterverarbeitung in die verschiedenen Firmen zu gelangen. Alle zugeteilten Waggons stehen weit verstreut auf dem Bahnhofsgelände herum. Es dauert oft Tage oder gar einige Wochen, bis eine fertige Zugladung zusammengestellt ist.

Hier um die verträumten Hausecken weht manchmal ein auffrischender Wind. Er hält die jungen Enthusiasten nicht von ihrer Erlebnissucht ab. Überrascht ein frostiger Wetterumsturz die stählernen Weichen, so reicht die normale Muskelkraft selten aus, um diese starren Kolosse aus ihrer momentanen Ruhestellung zu bewegen. Widerspenstig kleben die klumprigen Eisbrocken an den beweglichen Weichenteilen und verwandeln die erkaltete Mechanik in starrsinnige Trotzköpfe. Erst mit speziellen Taumittel wird der eiserne Widerstand durchbrochen und eine neue Zugrangierung ermöglicht. Als die umherstreunenden Kinder diese altertümlichen Gerätschaften näher betrachten, wollen sie ihre jugendlichen Kräfte erproben. Doch so ein stählener Gegner für ausgewachsene Kerle ist von ein paar Weicheier nicht zu bezwingen. Voller Ereiferung ist ein gut gemeinter Spaß in einem Akt der Peinlichkeiten untergegangen. Alle versuchten Quälereien sind vergeblich im Sande verlaufen. Ohne eine Erfolgsmeldung bleibt ein widerspenstiger Hebel in seiner eingerasteten Metallkerbe kleben. Er wollte keinen Zentimeter vorrücken.

Über diesen Schmach eines totalen Versagens möchten die nun aufgepuschten Recken einen weiteren Angriff bei den verlassenen Güterwaggons durchführen.

Als ein geeignetes Projekt sind die im Waggoninneren gelagerten Feldfrüchte auserkoren worden. Vorsichtig umkreisen die gedemütigten Knaben den erwählten Kampfplatz. Er liegt unmittelbar vor dem Lagerschuppen, wo das Nebengleis endet. Neben einem Prellbock ist ein Weiterrollen nur einseitig möglich.

Probeweise erstürmt Anton die eiserne Festung. Oben am Kopfende zieht er die Abdeckplane ein Stück zurück. Herrlich glotzen die verrunzelten Rübengesichter zu einem Knollenfan herüber, der keine Süßspeisen verträgt. Der Bruder dagegen liebt sie abgöttisch. Unten vom Erdboden her starrt Hajo ein wenig zurückhaltend dem forschen Tatendrang des Erstbesteigers nach und will ihm folgen.

„Kannst du irgendwo einen Bahnwärter sehen?" ‚fragt der Angsthase.

„Heute ist Samstag du Esel." ‚erwidert Anton. „Um diese Uhrzeit arbeitet kein Mensch mehr."

„Wenn du es sagst, wird es sicherlich zutreffen."

„An diesem einsamen Fleck kann uns niemand anbaggern. Alle Leute sind heilfroh, wenn sie einen freien Wochentag zusätzlich zu ihrem Privatvergnügen haben."

Fast ungläubig guckt Hajo in alle möglichen Himmelsrichtungen. Er kann jedoch keine verdächtigen Schritte erkennen oder hören. Das wirkt auf die zarte Seele sehr beruhigend und verdrängt ein schlechtes Gewissen.

„Ich glaube, kein 'Blindgänger' ist zu sehen." ‚sagt Hajo.

„Mach´ dir nicht ins Hemd. Kein Schwein kann uns etwas anhaben."

„Gut Bruder. Ich klettere nun auf der anderen Seite hoch."

Über schmale Eisenstufen führt oberhalb der Waggonpuffer eine praktische Notstiege hinauf. Mit hilfsreichen Klimmzugeinlagen gelangt Hajo leise an die Oberkante des Waggons. Er zieht auf seiner Seite ebenfalls an der Abdeckplane von unten nach oben und drückt sie über die Abschlusskante hinweg. Gleich kommen die hellen Zuckerrüben ins Blickfeld. Sie sehen sehr einladend aus und verleiten den leichtsinnigen Knaben zu allerlei Unfug. Ohne weitere Hemmungen werden die ergreifbaren Feldfrüchte zu idealen Wurfgeschossen erklärt.

„Das ist ein prima Kanonenfutter." ‚murmelt der Jüngere.

„Wo nimmst du denn die Kanone her?" ‚fragt der Ältere.

„Eine richtige Kanone brauche ich nicht."

Hastig greift Hajo nach einer kleineren Knolle und schleudert sie gegen die andere Waggonoberkante. Mit einem dumpfen Anklopfton begrüßt der Jüngere den Älteren. Dieser duckt sich erschrocken zur Seite weg und schreit nach dem Anschlag böse auf.

„Hast du einen Knall in der Birne?"

„Ich wollte dir nur demonstrieren, wie eine Kanone feuert."

„Beinahe wäre mir deine Knolle auf meinen Kopf gedonnert."

„O wie schade. Da muss mir der Wind einen Streich gespielt haben."

„Du hast es mit Absicht gemacht."

„Du bist ein Schnellmerker. Sicherlich ist dabei deine Brille beschlagen."

„Dich und die Rüben sehe ich gut genug."

„Und jetzt siehst du mich nicht mehr." ,sagt Hajo. Ruckzuck hat er seine obere Körperhälfte hinter die Stirnwand geduckt. Er will so vor einem möglichen Rückwurf geschützt sein. Doch Anton stört es nicht. Er ist nun beleidigt und sinnt auf Rache.

„Wenn du einen Kampf haben willst, zeige ich dir, wie meine Kanone feuert." ,ruft er herüber.

Leise und behutsam schielt das Schlitzohr über die Abdeckplane hinweg, um des Bruders Schädel zu orten. Doch er ist verschwunden.

„Bist du drüben eingepennt?" ,fragt Anton verwundert.

Plötzlich donnert es. Haarscharf schießt ein Knollenklotz an Hajos Kopf vorbei und klopft an sein linkes Kniegelenk an, bevor das Ungetüm auf den Gleiskörper zerschellt. Der Schütze kann nur eine Vermutung bekunden, denn er kann nicht um zwei Ecken schielen.

„Hallo Hasenfuß hast du mein Geschoss verschluckt oder ist es dir im Hals stecken geblieben?"

„Warts ab. Ich spucke es gleich wieder zurück." ,erwidert Hajo.

Ein neuer Kampfabschnitt beginnt. Neue Knollen flattern ungewiss durch die Luft und bedrohen die unzufriedenen Kindsköpfe.

„Zu hoch geworfen dummer Esel." ‚verhöhnt Anton den Bruder.

„Das kann ich schlagartig ändern." ‚grollt dieser.

„Was höre ich da? Du willst mich erschlagen?"

„Abwarten Knollenlutscher mit Brille."

„Für dich kleines Würstchen sind die Rüben viel zu schwer."

„Für dich ist mir nichts zu schwer." ‚kontert Hajo.

„Immer diese unlösbaren Gedankenzüge."

Rums bums, schallt es zum Älteren hinüber. Gleich zwei Knollen schießen unerklärlich am gewünschten Ziel vorbei. Hajo muss das falsche Zielwasser getrunken haben. Ob Anton da mehr Glück hat?

„Heh Boss, du hast den Empfänger vergessen drauf zu schreiben."

„Wenn eine blöde Knolle eine blöde Rübe besuchen will, weiß sie, wo sie hinfliegen muss."

„Hier kommt meine süße Knolle angesaust."

„Falsche Richtung dummer August. Die Briefmarke fehlt."

„Was für eine elendige Schlamperei."

„Beschwere dich bei der Post."

„Du Esel hast dich zu früh bewegt."

„Ich hocke hier nicht in einem Fußballtor."

„O wie dumm von mir Brilli. Da habe ich dich wohl verwechselt."

„Lass mich dieses dämliche Schießbudenröhrchen sehen."

„Du schießt sowieso über´s Ziel hinaus."

Rums dong klatsch. Ein hüpfender Blindgänger ist erneut auf einem Gleisstück hart aufgeprallt. Ob ein verdeckter Nachschlag geplant ist? Wie ein listiger Fuchs führt das vieräugige Schlitzohr einen bogenförmigen Rübenwurf aus. Hajo hat es vorausgeahnt. Er sinkt in höchster Eile auf einen Waggonpuffer herab.

„Heh du Flasche, ich hocke auf der linken Seite."

Schnell ist Hajo auf den anderen Puffer umgestiegen. Doch Anton ist schlauer, als erwartet. Er hat es irgendwie bemerkt. Mit dem nächsten Knollengeschoss hat er mehr Glück. Rums und aua. Das hat gesessen. Leicht benommen fällt der Pechvogel gegen die Waggonbretter. Erneut knallt eine Feldfrucht auf einen Puffer herab und bricht in viele Einzelteile entzwei. Für ein, zwei Minuten tritt eine verdächtige Ruhefase ein. Anton kommt dies sehr merkwürdig vor. Weshalb ist keine Gegenwehr im Anflug zu orten? Was könnte den Gegenspieler aufgehalten haben? Anton ist ratlos.

„Hast du ein Waggonteil zu heftig geknutscht?" ,fragt er.

„Iwo. Ein aufdringliches Brett hat mich gerammt."

„Du Esel glaubst du kannst mich täuschen."

„Nein Bruder. Aber deine letzte Knolle hat es bei mir versucht."

„Ich weiß, dass ich getroffen habe."

„Du bist doch kein Hellseher?"

„Aber ein guter Anpeiler."

„Hier liegt eine sehr runzelige Knolle. Sie würde gut in dein Anlitz passen."

„Sie ähnelt eher deiner Rotzgurke."

Gezielt schleudert Anton eine kleine Serie flinker Knollen zu seinem Bruder hinüber, der hastig nach frischer Atemluft lechzt.

„Du hast daneben gezielt. Ist ja langwei .... Auaah, du hinterfurziges Miststück." ,jammert Hajo plötzlich los.

„Ist nun deine Langeweile verflogen oder was?"

„Du linkes Aas."

„Hat dieser tollpatschige Junge wieder etwas Süßes verschluckt?"

„Dieses süße Ding wollte mich von hinter her aufspießen."

„Diese Knollen sind scharf auf dich."

„Schwuler Lümmel. Hier hast du sie zurück."

„Mich mag sie nicht. Daher ist sie vorbeigesaust."

„Kein Wunder Brilli. Wer dich liebt, muss sehbehindert sein."

„Hier möchte noch eine zweite schwule Knolle zu dir rüberhüpfen."
Wieder klebt das Pech an Hajos Seele fest. Wieder ist ihm eine
vorwitzige Futterknolle zu nahe auf den Pelz gerückt. Ääh pfui.
Hart aber herzlich, heißt es. Und jetzt liegt sie im Dreck herum.
Tief atmen die Brüder durch. Hajo horcht in gebückter Haltung
an der Stirnwand, um zu erkunden, was Anton vorhat. Es ist verdächtig ruhig, viel zu ruhig.

„Lebst du Angsthase noch?" ,fragt Brilli.

„Ich muss mein Ego neu herrichten."

„Wieso warum? Will dein Gehirn auswandern?"

„Äußerst witzig. So leicht verliere ich keinen Kopf."

„Ich meinte doch nur, was normalerweise im Schädel vorhanden ist."

„Idiot."

„Einen leeren Kopf kannst du mit Stroh ausfüllen."

„Piekt dich das viele Stroh nicht?" ,fragt Hajo witzig.

„Ich habe die meisten Treffer gelandet. Bei mir kann also kein
Stroh vorhanden sein." ,klärt Anton auf.

„So ein schlauer Fuchs."

„Na also, es geht doch."

„Das sind nur Zufälle gewesen."

„Das ist eine besondere Begabung."

„Der Teufel muss dir dabei geholfen haben."

„Du sprichst eher in Rätseln."

„Guck einmal auf deine Plane."

„Wo denn?"

„Hier ist eine schöne Knolle mit Brille." erwidert Hajo und wirft sie seinem Bruder vor die Kinnpartie. Rums, die hatte es sehr eilig, Antons Begabtheit zu testen. Das ist ihm garnicht recht. Er ist enttäuscht. Dieser feige Milchbubi hat ihn hereingelegt, ihn in die Wüste geschickt.

Hoffentlich ist Brillis Sehhilfe nicht zerbrochen. Dann wäre fast alles zappendüster. Doch welch ein Glück. Alles ist in bester Ordnung. Die Rache ist mein, soll Gott angedroht haben.

Jetzt muss der Gehörnte dem schnöden Hosenscheißer eine weitere Lektion erteilen. Er sollte ihm eine saftige Falle stellen.

„Hallo Bruder, wo bist du?"

„Hier bin ich Brilli."

Hajo hat wieder ein wenig Vertrauen gefasst. Er denkt, der Bruder benötigt vielleicht seine Hilfe. Er kann ja kaum erahnen, was Anton wirklich vorhat. Oder darf er einem gerissenen Fuchs kein so großes Vertrauen vorweisen? Ist dies ein verhängnisvoller Fehler, der sich eisern rächen wird?

„Kommst du dort drüben rechts an die vier großen Knollen heran?", fragt Anton listig.

„Könnte durchaus sein."

„Ich will nur sehen, ob deine Arme länger sind als meine."

„Ach so. Ich dachte schon, du willst mich hereinlegen."

„Ich wollte sehen, ob dein Stroh auch denkfähig ist."

„Nun bist du enttäuscht oder?"

„Ganz und garnicht. Ich bin eher angenehm überrascht."

„Wieso denn?" ,fragt Hajo.

„Wer so schlau ist wie du, darf unten die zerberstenen Knollen aufsammeln."

„Bin ich hier jetzt eine Putzfrau für dich?" ‚fragt Hajo.

„Für mich brauchst du es keineswegs zu tun. Es ist allein deine Angelegenheit, ob du diesen Tatort so schockierend verlassen möchtest."

„Nirgendwo steht mein Name auf den Rüben drauf."

„Dein Name ist Schwein. Er steht überall."

„Das kann nicht sein. Auf einer Knolle muss Angeber stehen."

„Eine im Schungel von einem großen Müllhaufen."

„Du redest wie ein Bürgermeister."

„Einer muss hier das Ruder in die Hand nehmen." ‚sagt Anton.

„Na gut, ich mache mein Kreuz krumm und räume ein wenig auf."

„Erwarte aber keinen Lohn dafür. Meine Taschen sind leer."

„Ich will keinen Judaslohn haben."

„Ich wollte dich nur testen, ob du Spaß vertragen kannst."

„Pack´ lieber mit an. Dann können wir schneller hier weg."

„Ist ja gut kleiner Purzel. Ich lasse keinen im Stich."

„Das muss ein Wunder sein. Ich kann es kaum glauben."

„Nachher kommst du unter die großen Räder und ich bin dann der Schuldige, weil ich auf den kleinen Bruder nicht aufgepasst habe."

„Für eine schleimige Seele gibt es keine Fleißkärtchen."

„Dafür habe ich andere."

„Du meinst andere trübe Tassen?"

„Das ist nun unwichtig. Verduften wir, bevor uns einer anpinkelt."

„Ade ihr süßen Knollen. Mein Magen knurrt und verlangt Nahrung."

„Nimm dir eine Knolle als Wegzehrung mit."

„Jetzt bin ich froh, dass ich sie los bin." ‚sagt Hajo.

„Dann lass´ es sein. In fünf Minuten sind wir wieder zu Hause."

„O weh, fünf Minuten können lang sein, wenn der Hunger drängelt."

*

Ein rettender Engel

Vom Siebengebirge her fließt ein ruhiges Rinnsal um trotzige Erdhaufen und besiedeltes Gebiet herum. An einigen Engpässen wird
die fließende Abkühlung durch größere Gesteinsbrocken teilweise
blockiert. Eine unvermeidbare Staustufe entsteht. Schnell hat
ein vielseitiges Tierreich das künstliche Wasserbecken besiedelt.
Das übrige Fließwasser bringt die Landwirtschaft und die begehrten
Kleingärten in rege Wachstumswallungen.

Durch das jährliche Abklingen der winterlichen Schneeschmelze
und durch starke Regengüsse verwandelt sich ein kleiner Bach in
einen stürmischen Wasserlauf. Fast sintflutartig überschwemmen
die gefahrvollen Wassermassen alles, was ihren unmittelbaren Weg
kreuzt. Wiesen und Äcker, Straßen und Feldwege ersaufen, sowie
alle ungeschützten Kellerräume in einer aufschäumenden Sogwirkung
von ungebändigten Naturgewalten untergehen.

Bis zum Beinende hinauf schaukelt das feuchte Element um viele
Hausecken und andere Barrieren der vordersten Straßenfront. Uner-
schütterlich krabbelt die lästige Wasserbrühe einige Zufahrtswege
der Wohnparzellen hinauf. Unaufhaltsam will das ekelige Schlammbad
in die friedlich erblühten Vorgärten und die gepflegten Hofareale
eindringen, um die gottesfürchtigen Anwohner böse zu erschrecken.
Fast widerstandslos wird die nervliche Belastbarkeit erkundet.
Hilfesuchend flehen die ängstlichen Geschöpfe um Gottes gütigen
Beistand, da die benötigte Hilfe durch die Freiwillige Feuerwehr
eine arg schwankende Hoffnung ankündigt.

Nur die Kinder sehen auf ihr erfreuliches Ereignis mit glänzenden
Augen herab. Solch eine große Überraschung erweckt fieberhaft

ein neues Spielinteresse. Zum richtigen Zeitpunkt knüpft eine
passende Idee an eine schmunzelnde Wunschvorstellung an. Eine
heitere Bootsfahrt würde jetzt das sanftmütige Herz eines hilfsbe-
reiten Knaben erleuchten.

Mehr ängstlich jault ein kleiner Hund vor seiner hölzernen Behau-
sung. Angekettet starrt er dem drohenden Unheil entgegen. Als
jedoch die rettende Hand des jungen Herrchens erscheint, ist das
lebhafte Tier heilfroh, einem wahren Hundefreund zu begegnen,
der die Todesgefahr beendet.

Andere wasserscheue Wesen klammern sich krampfhaft an schwimmende
Gegenstände fest und kämpfen mit unermesslichen Kräften gegen
die Flutwellen an, um nicht qualvoll zu ersaufen.

Fröhlicher schlendert eine unerfahrene Kinderseele umher und findet ein geduldiges Abwarten und Hoffen auf ein mögliches Wunder
zu langweilig. Ein aufgeweckter Naturbursche möchte im feuchten
Zauberreigen der Wassermassen mitmischen, so wie es ihm gefällt
und nicht von den Erzieher erwünscht wird.

Nur einmal dort in der Not aushelfen, wo es Spaß macht. Das wäre
eine besondere Gaudi. Und für eine dynamische Ausführung muss
ein passender Schwimmkörper her. Wer sucht, der findet!

Es ist Samstag, und es ist am frühen Morgen, als Theresa neugierig
wie sonst aus einem Stubenfenster auf die Uferstraße hinausblickt.
O weh wie schrecklich. Eine dreckige Wasserbrühe hat ihr halbes
Wohnhaus umzingelt. Wie von einer heimtückischen Wespe bedroht
schreit eine höchst bestürzte Mutter zweier Knaben überdreht auf.

„Alles ist überflutet. Da verfaulen in unserem Keller die Kartof-
fel und das Gemüse."

Grinsend blicken die Söhne zappelig durch die Fenster ihrer Stube

auf das neue Übel herab. Ein neues Abenteuer wartet. Der Zweitge-
borene ist hellauf begeistert. „Hurra, das gefällt mir."
„Was soll an dieser Überschwemmung gut sein?" ‚fragt Anton.
„Strenge dein Gehirn an. Dann weißt du es."
Hastig werden die Klamotten übergestreift. Mit einer Butterstulle
in der Hand stürzen die Brüder hinaus in den Vorhof. Die schlam-
mige Wasserbrühe ist gerade 2-3 Meter die Einfahrt hochgekrochen.
In Hajos Augen ist ein schimmerndes Leuchten zu entdecken. Ein
rasanter Einfall ist ihm zu Kopf gestiegen.
„Hurra, nun kann ich mit einem Boot über die Straße fahren."
„Zuerst musst du ein Boot haben." ‚sagt Anton.
„Ein Boot ist da. Ätsch, du hast daneben getippt." ‚kontert Hajo.
„Denkst du an Vaters Modellboot?"
„Nein Dummkopf. Ich meine das verstaubte Boot auf dem Speicher."
„Dort ist kein Boot. Dort liegt nur altes Gerümpel herum."
„Bist du dusselig. Das alte Gerümpel ist mein Boot."
„Seit wann kann altes Gerümpel über´s Wasser gleiten?"
„Mensch Anton, bist du aber blöde."
„Du bist selbst ein Blödmann."
„Mein Boot besteht aus Einzelteilen, die zuerst zusammengebaut
werden müssen." ‚erklärt Hajo.
„Ich dachte, du wolltest das alte Gerümpel zusammenkleben."
„O Gott lass´ meinen Bruder nicht an Dummheit sterben. Kein Mensch
ist grundlos auf dem falschen Dampfer zuhause."
„Was faselst du da herum?"
„Nichts."
„Das Gerümpel auf dem Dachboden ist nur Müll."
„Blödmann. Dort oben steckt in einem Campingsack ein zerlegtes

Holzgerippe für ein leichtes Faltboot."

„Ich weiß, was du meinst." ,sagt Anton genervt.

„So so, weißt du es wirklich?" ,fragt der Bruder.

„Es ist ein prähistorisches Vehikel, das mit einem Idioten auf seinem Buckel durch´s Wasser watet."

„Jetzt hast du genug gescherzt. Du bist nur neidisch."

„Glaubst du Esel denn, ich möchte auf dem Dachboden im Dreck herumwühlen?" ,fragt Anton.

„So ist das also. Du willst deine Hände nicht schmutzig machen."

„Du bist doch nicht so doof, wie du aussiehst."

„Für die Drecksarbeit sind deine Freunde zuständig."

„Bis du dieses verstaubte Geripppe zusammengesetzt hast, ist das Hochwasser längst wieder verduftet." ,stichelt Anton.

„Abwarten und Tee trinken."

„Stell´ dich im Dorf ruhig zur Schau. Dann haben die Nachbarn etwas zu lachen."

„Wenn ich über das Wasser schwebe, da lacht keine Sau. Die armen Leute sind froh, wenn ich ihnen hilfreich meine Hände reiche."

„Glaubst du wirklich, die Anwohner warten in der Not auf eine trübe Tasse, um ihre Misere zu überwinden?"

„Jeder Versuch ist es wert."

„Auf meine Hilfe musst du verzichten."

„Das du kneifen würdest, das wusste ich bereits vorher."

„Dann ist ja alles geklärt und ich kann mich um meine Probleme kümmern." ,sagt Anton.

Direkt nach dem Frühstück klingelt Hajo bei der Großmutter. Wenige Sekunden später knistert oben in der zweiten Etage der Flurboden. Eine krätzende Stimme dringt über die Treppe in Hajos Ohren rein.

„Wer ist da unten?"

„Ich bin es liebe Omi. Ich müsste dringend zum Dachboden hinauf."

„Willst du dort die Wäsche aufhängen?"

„Nein Omi. Ich brauche mein Faltboot."

„Auf dem Speicher liegt nur Gerümpel."

„Oben liegt ein großer Leinensack, in dem eine Bootshaut und ein Holzgerippe stecken. Ich muss es nur zusammenbauen."

„Was willst du am frühen Morgen mit dem Boot anfangen?"

„Schaue vorne aus einem Fenster herunter. Dann siehst du die nasse Bescherung." ,erwidert der Enkel.

Verwirrt schreitet die alte Frau in eine kleine Kammer hinein und öffnet das Fenster zur Straßenseite hin. Drüben auf der Kuhweide sind die meisten Zaunpfeiler vom Hochwasser umspült. O weh, der Bach hat die ganze Straße überflutet. Das wollte der Enkel seiner Großmutter übermitteln.

Geschockt stampft die alte Frau ihre Treppe zum Erdgeschoss hinunter und jammert los. „Meine Güte, überall ist nur Wasser. Darum willst du das Boot vom Speicher holen."

„Ja Omi. Ich möchte über die Wasserstraße paddeln. Das ist lustig und komisch obendrein."

„Ist auch Wasser in unserem Hof?"

„Nein Omi. Bisher ist er verschont geblieben. Für den Weg zum Stall sind keine Gummistiefel notwendig."

„Für die Gummistiefel wären meine Füße viel zu dick."

„Es gibt auch Stiefel für Riesenfüße." ,sagt der Enkel.

„Ich kann mir keine leisten." ,weicht die Großmutter aus.

„Das war nur Unsinn."

„Wie soll ich nun an die neuen Lebensmittel herankommen, wo die ganze Straße überschwemmt ist?"

„Das ist kein Problem. Du gehst hinter dem Schuppen über das Anwesen des Schreiners. Es sind gute Nachbarn."

„Das ist ein guter Einfall. Da kann ich am Nachmittag meine Freundin Klara besuchen und bringe mir die nötigsten Sachen mit."

„Hätte ich bloß schon das schwere Zeug vom Speicher herunter. Da muss ich mehrmals hinauf- und hinuntersteigen."

„Soll dein Bruder dabei helfen."

„Anton und aushelfen. Bei zusätzlicher Arbeit rennt er weit weg. Das muss ich alleine schaffen."

„Du armer Junge, was sagt denn deine Mutter dazu?"

„Bisher weiß sie noch nichts davon. Später wollte ich sie damit überraschen."

„Du Schlauberger. Wenn das Boot unten im Hof zusammengesetzt ist, kann sie kaum nein sagen, denkst du."

„So ist es geplant." ,sagt Hajo. „Hoffentlich ist es auf dem Dachboden nicht zu dunkel."

„Da öffnest du vorne einen Fensterladen. Dann kann das Sonnenlicht eindringen." ,erklärt die Großmutter.

„Das ist gut. Dann sehe ich, ob kein Bootsteil fehlt."

„Pass´ aber auf, dass meine Diele nicht schmutzig wird. Ich kann mich so schlecht bücken."

„Geht klar Omi. Alle Dreckflecken, die ich verursache, beseitige ich auch wieder."

„Und denke an die schmalen Stufen, damit du nicht die Treppe herunterfällst."

„Ja Omi, ich werde es mir merken."

Mit einem feinen Lächeln auf den Lippen geht Hajo die schwere

Arbeit an. Zuerst trägt er die einzelnen Holzteile nach unten. Danach kommt der große Leinensack mit der gefalteten Bootshaut an die Reihe, der mühsam die beiden Holztreppen hinuntergeschleppt werden muss. Zweiteilig sind die Paddelhälften leicht zusammengefügt. Doch wo soll jede Holzrippe eingesetzt werden?

Auf allen Einzelstücken stehen gesonderte Zahlen, die in einer fortlaufenden Reihenfolge das fertige Holzgerippe ergeben. Es besteht aus zwei Bootsstücken, über die vorne und hinten jeweils die PVC-Bootshaut gezogen wird. Danach müssen beide Bootshälften auseinander gepresst werden, um die Bootshaut ausreichend zu spannen und um die zwei Teilgerippe aneinander zu fügen. Dabei sichern zur Mitte hin links und rechts je zwei Schrauben das fertige Gerippe ab.

Zur weiteren Sicherheit vor einem möglichen Kentern kommen vorne und hinten Luftkissen hinein. Im Mittelteil des Bootes werden zwei Sitzgelegenheiten mit einer Rückenlehne versehen eingebaut. Zum Abschluss wird eine praktische Bootssteuerung eingesetzt. Sie wird mit den Füßen gelenkt, um die Hände für das Paddeln frei zu halten. Nun ist es endlich so weit. Das Faltboot wartet auf seine Benutzung. Ob die Mutter bereits etwas bemerkt hat? Soll der Sohn zuerst eine Erlaubnis einholen, bevor er zu einer kleinen Testfahrt aufbricht?

Durch die monatelange Lagerung aud dem Dachboden könnte eine undichte Stelle in der PVC-Haut auftreten. Das muss Hajo nun erkunden. Doch dies ist nur bei einer Fahrt auf dem Wasser zu erkennen, wo die PVC-Haut mit dem zusätzlichen Gewicht des Knabenkörpers belastet wird. Dabei schwebt der Ruderer beinahe wie auf einer Himmelswolke sitzend dahin.

Mit wenigen Paddelzügen gleitet das Boot unter dem Stubenfenster des Elternhauses entlang, um die entsetzten Blicke der Mutter aufzuspüren. Nur eine kurze Zeit vergeht, bis Theresa aus einem geöffneten Stubenfenster zu Hajo herunterglotzt. Besorgt und verwundert schaut die Mutter mit ernsthafter Miene auf das Erlebnis im Hochwasser und möchte ihre persönliche Meinung bekunden.

„Was bist du bloß für ein dämlicher Clown? Alle Leute lachen dich nur aus. Lieber solltest du das Wasser aus unserem Keller entfernen."

„Da hast du leider Pech. Bevor das viele Wasser nicht vor dem Kellerloch verschwindet, läuft das Hochwasser immer wieder nach."

„Da hast du Schlauberger wieder einmal Glück im Unglück. Mit dem Paddelbötchen machst du dich nur lächerlich."

„Ich habe bisher niemanden über mich lachen gesehen. Nur du hast stets etwas zu meckern."

„Ich möchte dich nur vor deiner eigenen Dummheit bewahren."

„Du bist bloß neidisch." ‚kontert Hajo.

„Haaha ich und neidisch. Mach doch was du willst du blöder Heini."

Verärgert schließt die Mutter das Fenster. Nun hat der störrische Sohn endlich freie Bahn. Wundersam und federleicht gleitet Hajo zur tiefsten Wasserstelle hinüber. Zur rechten Flanke hin schwimmt hinter einer Grenzmauer eines bäuerlichen Anwesens ein Teil des dampfenden Misthaufens umher. Aus einem Stallgebäude sind die tierischen Schreie von blökenden Rindviecher zu hören.

Am Ende der Geraden in einer Rechtskurve steht das Eckhaus einer Kriegswitwe. Hier wohnt die lebenslustige Tante vom kleinen Friedel. Er ist ein Nachbarjunge von Hajo.

Die einsame Witwe hat den jungen Paddler sofort bemerkt und winkt ihn an das Küchenfenster ihres Wohnhauses heran. Das könnte eine gute Chance sein, Hajos verklemmtes Image zu verbessern.

„Hallo junger Mann. Kannst du mir einen kleinen Gefallen tun?"

„Klar kann ich das. Was soll ich tun?"

„Ich habe keine Zigaretten mehr."

„Hier vorne an ihrer Hauswand hängt ein Automat."

„Das weiß ich." ,sagt Friedels Tante Wiesa.

„Hoffentlich ist er nicht defekt."

„Wenn du mir eine neue Schachtel besorgst, merkst du, ob er noch funktionsfähig ist."

„Welche Zigarettenmarke soll es denn sein?" ,fragt Hajo.

„Ich brauche eine Packung Lord."

„Haben sie passendes Kleingeld da?"

„Es liegt abgezählt in meiner Hand. Komme ganz nahe ans Fenster heran, damit es nicht ins Wasser plumpst."

„Werfen sie es einfach in mein Boot, wenn ich am Fenster anhalte."

Vorsichtig steuert Hajo auf das Fenster zu. Tante Wiesa wirft ein Zeitungsknäuel herunter, in dem das Geld für die Zigaretten eingewickelt ist. Mit wenigen Paddelschlägen rückwärts ist der Automat an der vorderen Hauswand erreicht. Ohne große Verrenkungen schiebt der Hilfsbote die zugesteckten Münzen in den vorgesehenen Geldschlitz hinein und hört aufmerksam zu, ob das Zahlungsmittel im Automateninneren in den Auffangbehälter fällt. Alles scheint ok zu sein. Jetzt kann die gewünschte eiserne Schublade hervorgezogen werden.

Behutsam holt Hajo die Zigarettenschachtel heraus und drückt die Lade zurück. Ohne Hektik ist der kleine Gefallen nach kurzer Zeit erledigt. Dankbar blickt die Witwe auf ihren Retter herab und möchte ihn für seine freundliche Hilfe belohnen. Bevor Hajo umdrehen kann, ruft ihm Tante Wiesa zu: „Hallo junger Mann. Ich möchte dir noch ein kleines Dankeschön überreichen."

„Normalerweise ist bei einem Notfall die Hilfe umsonst."

„Eine besondere Arbeit muss stets eine entsprechende Entlohnung erhalten." ,erklärt Tante Wiesa.

„Sagen sie das nur meiner Mutter. Dann flippt sie aus."

„Ist deine Mutter so streng?"

„Manchmal ungenießbar."

„Das hört sich ja schlimm an."

„Gelegentlich ist sie richtig komisch drauf."

„Meinst du verwirrt?"

„Vorhin hat meine Mutter mich im Boot als Depp beschimpft, als würde ich eine Ulknudel darstellen."

„Sie wollte nur die Bootsfahrt verhindern."

„Ja ja. Sie meinte, ich wäre ein dummer Clown."

„Sie dachte an die mögliche Gefahr, im Wasser zu kentern."

„Sie sollte fortschrittlicher denken und nicht ewig herummeckern."

„Sie war um dein Leben besorgt."

„Und alle anderen Menschen sind ihr gleichgültig."

„Alle Mütter denken zuerst an ihre eigene Familie."

„Das verstehe ich. Ich wollte nur das Vergnügen mit einer möglichen Hilfe miteinander verbinden."

„Das ist gut bedacht. Eigentlich müsste es die Mutter verstehen."

„Wer weiß, ob ihr Grips dafür ausreicht?"

„Nur nicht unterkriegen lassen."

„So schnell reißt mich keiner aus meiner Ruhe heraus."

„Hier habe ich zum Dank etwas Kleingeld ins Papier eingewickelt."

„Werfen sie es in mein Boot hinein und vielen Dank dafür."
„Ich danke für diese nette Unterhaltung."
„Das Geplaudere hat sich so ergeben."
„Du bist der Freund von meinem Patenkind Friedel?"
„Ja ja, das stimmt."
„Ich ahnte es bereits."
„Auf Wiedersehen bis zum nächsten Einsatz." ,sagt Hajo.
„In zwei Tagen wird hoffentlich das Hochwasser verschwunden sein."
„Das könnte zutreffen."
„Noch viel Spaß beim Paddeln."
„Danke."

Mit stolzer Brust hockt ein glückseliger Junge in seinem Boot und gleitet ruhig dahin. Bisher ist es kaum so ulkig verlaufen, als die Mutter es anprangerte. Hätte sie als ein gläubiger Christ nur ein wenig mehr Mitgefühl und Nächstenliebe für andere Menschen übrig, so wüsste sie, wie nützlich ein Boot sein könnte.

Nur ein besonders eitler Mensch denkt mehr an den eigenen Vorteil und nur selten einmal an die Hilfe, die schlechter gestellten Personen zustehen sollte.

Wem es dreckig geht, der soll sehen, wie er aus seiner bekümmerten Lage herausfindet, scheinen die hartherzigen Menschen zu glauben. Jeder hat selbst Schuld, ist oft zu hören. Da ist Hajo aus einem anderen Holz geschnitzt, das keine Hilfe verwehrt.

Was würde solchen hilfesuchenden Geschöpfen entgehen, zumal ein lieber Junge nichts gegen kleine Geschenke einzuwenden hat? Oder denkt er an den sinnbetonten Spuch: Eine Hand wäscht die andere?

Langsam treibt das Faltboot von Haus zu Haus. Bei einigen Anwohner ist eine zuckende Gardinenbewegung zu erkennen. Sie möchten in ihrem Unterschlupf unerkannt bleiben und nicht ins Gerede kommen. Vielleicht sind solche Wesen wasserscheu oder wollen ihren Geiz verstecken.

Sobald der wackere Junge auftaucht, sollen alle Hexen oder Teufelchen ihre geliebten Scheuklappen anlegen. Auf diese Weise kann jeder Pfau nach eigenem Ermessen seine angehimmelte Seele vergöttern, jedem wie es genehm ist.

Erst am kommenden Tag geht der überhöhte Pegelstand entscheidend zurück. Mit langen Schläuchen rückt am Nachmittag die Freiwillige Feuerwehr an, um dem Rest der Wasserflut mächtig auf den Pelz zu spucken. Kurz vor der Vollendung der großen Bemühungen verstopfen große Schlammberge die Ablaufeinrichtungen der unzureichenden Kanalisation. Als geistige Hilfestellung werden einige Bierflaschen herumgereicht. Mit erhöhtem Wasserdruck ist der Schlamm nach einer Stunde gebändigt. Na denn prost ihr roten Engel.

Für den einsamen Bootsfahrer bleibt die verzauberte Wasserstraße als eine schöne Erinnerung zurück. Das gründlich getrocknete und gesäuberte Faltboot wandert in seine Einzelteile zerlegt und im Leinensack verstaut zurück an seinen alten Platz oben auf dem Dachboden, wo es auf die nächste Überschwemmung wartet.

Vielleicht wird zwischenzeitlich die zu niedrige Dammhöhe des Wasserlaufs aufgestockt, um die Anwohner besser vor einer neuen Flutwelle abzusichern.

Oder könnte eine Modernisierung der Kanalisation das alte Problem lösen? Doch wo her sollen die benötigten Finanzmittel kommen? Aus Schaden wird man klug, soll es heißen. Doch wenn es zu viele kluge Gesellen gibt, wer bleibt dann für die Drecksarbeit übrig?

*

Dorfkirmes

Einmal im Jahr zuckelt eine altertümliche Zugmaschine mit einem großen Schwungrad und einem flatternden Lederriemen über die Landstraße. Mächtig dampfend fährt sie von Ort zu Ort, wo sie ihren wöchentlichen Einsatz hat und den sonnenhungrigen Menschen ein zusätzliches Vergnügen bereiten möchte.

Überwiegend wird ein vorgebuchter Stellplatz im Zentrumsbereich anvisiert und belegt. Neben einer Gaststätte dürfen die bunt bemalten Kirmeswagen für 4-5 Tage pausieren.

In Windeseile saust die Neuigkeit von Mund zu Mund und verwirrt so manchen Kindskopf und deren Vormund. Innerhalb eines halben Tages sind einige Kirmesbuden und die elektrisch bewegten Lustobjekte aufgebaut.

Eine kleine Schar fröhlicher Schausteller zeigt mit beherzten und erfreulichen Gesten einstudierte Actionen und spaßige Darbietungen, um die mehrheitlich tätige Menschheit aus ihrem eintönigen Gesellschaftstrott zu entreißen.

Zu beiden Seiten der Hauptverkehrsstraße lauern viele Kirmesangebote. Groß und Klein werden hoffnungsvoll von allerlei Schnickschnack angezogen und versuchen ihr spezielles Glück zu erkunden. Leuchtende Kinderaugen bestaunen ein reich verziertes Karussell mit vielen Sitzgelegenheiten. Von Samstag bis Dienstag begleitet eine laute Musik ein vieltönendes Stimmengewirr von Mensch und Getier. Alle wollen sie den großen Reigen erkunden und mit einer gelegentlichen Spendierlaune den Gewinnchancen und den Nieten auf den Zahn fühlen.

Jeder Interessent darf nach Belieben ohne Randale nach Lust und

Laune dem hektischen Trubel beiwohnen und seine reizvollen Gefühle
darbieten, so lange niemand die Gesetze missachtet.
In linker Position neben dem Karussell ist ein solider Verkaufs-
stand mit kleinen Goldfischen zu bewundern. Sie schwimmen sehr
eingeengt in einem kugelförmigen Glaskübel umher und warten auf
eine bessere Unterbringung.
Eine kleine Wundertüte ist bereits für wenige Groschen zu erwerben. Auf einem Zettel in einer weißen Hülle versteckt und vor
neugierigen Blicken verborgen steht entweder die Zahl 5 oder 10
für einen Gewinn oder das Wort 'Niete' für ein Fehllos.
Für eine Zahl gibt es einen süßen Goldfisch. Bevor er den Besitzer
wechselt, wird der Gewinn in einen mit destilliertem Wasser aufge-
füllten Plastigbecher gesteckt. Etwas Futter für drei Tage gibt
es gratis dazu. Das scheint super zu funktionieren und lockt die
kindliche Neugierde an. Einmal die vielen Fische gesichtet, und
sofort möchte jeder mitleidvolle Junge eins dieser zarten Wesen
sein Eigen nennen.
Einem tierischen Angebot kann kein Tierfreund allzu lange wider-
stehen. Viele Glücksritter wollen ihren angeregten Ehrgeiz unter
Beweis stellen und mit eigenen Augen erleben, ob sie ein guter
Absahner oder nur ein mittelmäßiger Trottel sind, solch ein ewiger
Verlierer, der zwei linke Hände hat.
Je mehr die Stunde der Bewährung näher rückt, desto größer juckt
es den sündigen Brüdern in den Fingerspitzen, mit ihren intimsten
Freunden das große Geschicklichkeitsspiel zu erforschen.
Hier auf dem Schauplatz der Kirmesfreuden zu diesen erschwingli-
chen Konditionen einen guten Fischfang zu absolvieren, das würde
das persönliche Ansehen in der Dorfgemeinschaft erheblich aufstok-

ken. Von einer Minute zur anderen normalisiert sich das leicht
schwankende Selbstbewusstsein und drängt das geistige Vermögen
einer raschen Entscheidung zu mehr Einsatz voran. Jeder Teilnehmer
möchte, sobald es möglich ist, ein erfreuliches Ergebnis vor Zeu-
gen voll auskosten können.
Bereits in der Nacht zuvor beginnen die süßen Träume in eine bi-
zarre Scheinwelt einer vorgegaukelten Wirklichkeit zu entschweben.
Doch am ersten Kirmestag ist aus einer Traumfassade eine tatsäch-
liche Herausforderung aufgetaucht. Jung oder alt, hässlich oder
schön gewachsen, zahlreiche Anbeter der Kirmesfreuden wollen einen
eindrucksvollen Losgewinn in ihren Händen halten und das seltsame
Glücksgefühl einer ungeahnten Tierliebe erfahren.
Voller Zuversicht latschen die erlebnissüchtigen Kinder einmal
im Kreis herum über den dürftig ausgestatteten Rummelplatz und
bleiben schließlich vor dem begehrten Stand mit den magisch anzie-
henden Wundertüten kleben. Mit beiden Händen werden die Kleidertaschen sorgfältig durchwühlt und jedes Geldstück ergriffen, um
zu erfahren, wie hoch die möglichen Gewinnchancen einzuschätzen
sind. Wer nur wenige Taler zur Verfügung hat, kann vorerst seine
großen Wünsche an den Nagel hängen.
Mit nur einem Fisch als Beutezug sehen die eifrigen Bemühungen
eher nach einem schändlichen Versagen aus. Mehrere Gewinne bedeuten mehr Beachtung und ein angenehmes Leben.
Großmaul Anton zeigt für solche Fingerfertigkeiten wenig Interesse
und versucht seine treue Anhängerschar zu seinen Plänen zu beeinflussen. Und wenn er dabei über seinen Schatten springen muss,
alles soll nach seinem Muster in die Tat umgesetzt werden. So ein
Großkotz möchte auch weiterhin ein Vorbild bleiben.

„Soll das alles sein, was es hier zu entdecken gibt? ,fragt er.
Die Freunde schauen Anton verwundert an und müssen lachen.
„Das dürfte eher eine Kirmesvorführung für arme Leute und Liliputaner sein." ,fügt er hinzu.
Stets muss dieser kleine Querkopf sein redegewandtes Gift versprühen. Es wird den ehrgeizigen Schaustellern kaum einen Schaden zufügen, denn sie haben sich an solche Scherzkekse längst gewöhnt, die sich nur wichtig machen wollen.
„Unsere komische 'Wasserratte' hat wohl schlecht gefrühstückt und will nun ihren scharfen Charme unter's Volk streuen." ,stänkert der Bruder und grinst über seinen gelungenen Kalauer.
„Das widerliche Aroma reizt die Schleimhäute und führt schließlich zum Durchfall." ,ertönt über den Schultern Michaels sanfte Stimme.
„Gibt es für einen scharfen Geruch auch eine Versicherung?" ,fragt Wilfred und lacht affenartig.
„Das weiß nur unser Ziegenboy Peter." ,sagt Hajo.
„Unsere Tiere sind gegen alles Mögliche versichert."
„Seht ihr irgendwo Ziegen herumlaufen?" ,fragt Anton spaßig.
„Nur einen komischen Ziegenhirten." ,erwidert Hajo.
„Er hat keinen Ziegenbart." ,meint Michael.
„Er steht auf bartlose Ziegen." ,sagt Wilfred.
„Kann er auch meckern?" ,fragt Anton.
„Er kann." ,kommt eine Antwort angeflogen.
„Was kann er?"
„Natürlich meckern, so wie die Erwachsenen meckern, wenn ihr Verstand aussetzt."
„Dummer Heini, er ist eine Antimeckerziege." ,erklärt Michael.
„Ich kenne nur einen meckernden Hosenscheißer."

„Brilli deine 'Glühbirne' scheint durchzubrennen." ‚kontert Hajo.

„Mein Kopf ist noch gut intakt. Daher gehe ich gleich zur Schießbude hinüber. Wer kommt mit?" ‚fragt Anton.

„Nimm den Ziegenboy mit. Er kann deine Flinte hochhalten." ‚ruft
Walter den Eigenbrötler nach, die die Seite gewechselt haben.
Anton, Michael und Peter wollen je drei Schuss dieser sonderbaren
Bleimunition verballern. Bereits beim ersten Schussversuch prallen
die glatten Bleikügelchen wirkungslos an den zähen Gipsröhrchen
ab. Bei neun geschossenen Fahrkarten kann bei den eifrigen Schieß-
künsten irgendetwas nicht stimmen. So blamabel wollten die super-
schlauen Umnieter ihren Budenwechsel kaum feiern. Diese Pleite
ist dem Angeber auf's Gemüt geschlagen. Erneut trägt er ein listi-
ges Szenarium vor, um eine passende Ausrede anzuprangern.

„Alle Schießprügel sind verzogen. Mit so einem krummen Lauf kann
keine 'Sau' treffen."

„Deine Brille ist beschlagen." ‚sagt Michael.

„Hast du Pfeife denn besser getroffen?" ‚fragt Anton böse.

„Ich habe extra daneben gezielt, weil der Seitenwind mich behin-
derte." ‚weicht Michael aus.

„Einer hier hat einen Furz abgedrückt." ‚sagt Anton.

„Ich war es nicht." ‚guckt Michael grinsend.

„Dann muss es unser Ziegenboy gewesen sein."

„Mir flog ein Staubkorn in ein Auge und nahm mir die Sicht."

„Jeder normale Mensch hat zwei Augen zur Verfügung." ‚sagt Anton.

„Dann sind es eben zwei Staubkörner gewesen." ‚ wehrt Peter ab.

„Wer glaubt, wird selig, lehrt uns die Kirche." ‚sagt Michael.

„Sage es meinem Bruder, damit er nicht ständig auf die Schnauze
fällt."

„Ich glaubte zu treffen, da Gott uns in der Not beistehen wollte."

„Gott in einer Schießbude, das kann ich mir schwer vorstellen."

Anton schaut nachdenklich aus. Ob er jetzt über eine mögliche Gotteslästerung nachgrübelt, die ihm drückend auf der Zunge liegt?

„Wenn mit Gottes Hilfe ein sicherer Treffer zustande käme, dürfte ich kaum vorbeiballern. Er muss irgendwo anders im Einsatz sein."

„Alles nur Ausreden. Mit solchen Altertumsflinten trifft hier nicht einmal der Papst." ,erklärt Michael und lacht verstohlen.

„Du langmähniger Esel musst es ja wissen." ,schimpft Peter.

„Müssen wir uns hier gegenseitig zerfleischen?" ,fragt Anton.

„Nee Boss."

„Schauen wir lieber diesen Goldfischanglern auf die Flossen.", sagt Peter witzig.

„Drüben wird große Kasse gemacht."

„Du meinst, wer viele Lose erwirbt, gewinnt auch Fische."

„Und wer zählt die zahllosen Nieten?" ,fragt Anton.

„Nieten sind uninteressant. Sie erinnern mich an drei Schießbuden-figuren, die besser als Andere sein wollten." ,erwidert Peter.

Eine Minute später stehen drei Versager hinter vier Spürnasen und starren unentwegt auf eine bauchige Glaskaraffe. Viele putzige Goldfische schnappen ständig nach Futterstücken. Keiner dieser jungen Wilden macht sich ernsthafte Gedanken, ob die Fische im Glastopf glücklich sind oder ob sie viel lieber in einer anderen Umgebung ihre Unterwasserkreise drehen möchten. Alle sehen nur ein gutes Geschäft, das vor oder hinter der Kirmesbude auflodert. Auf den ersten Blick wirkt alles Neue sehr anziehend. Wer unbe-dingt Lose kaufen möchte, der soll selbst erfahren, was ihn dabei reizt. Und wenn sich einer überreizen will, kauft er so viele

Lose, bis er bekloppt oder gar wahnsinnig wird. Dann würde dieser den anderen Süßholzraspler und Dummköpfen den großen Spaß verderben.

„Wie viele Fische schwimmen dort herum?" ,fragt Friedel den Losverkäufer. Dieser wittert ein lohnendes Geschäft und gibt dem netten Jungen eine zufriedenstellende Auskunft.

„In der Glaskaraffe sind etwa 50 Goldfische drin. Jedes zweite Los gewinnt einen solchen Fisch."

„Was kosten denn die Lose?" ,fragt Hajo.

„Ein Los kostet drei Groschen. Fünf Lose sind für eine D-Mark zu haben."

„Ich möchte zwei Lose." ,sagt Hajo.

„Ich nehme auch zwei Lose." ,kontert Friedel.

„Es sind genug da." ,sagt der Losverkäufer. „Sucht sie euch hier selbst aus."

„Das ist prima." ,murmelt Hajo voller Stolz.

„Jeder übernimmt für sein Geld die eigene Verantwortung, ob er gewinnt oder verliert. Ich will keine Schuld daran haben."

Kaum hat der Verkäufer sein beherztes Sprüchlein vorgetragen, da traut sich kein Bub das erste Los zu ergreifen. In welchen Umschlägen mögen die Zahlen 5 oder 10 verborgen sein?

Von außen her sind keine Anhaltspunkte zu erkennen, die auf einen möglichen Gewinn hindeuten. Alle Lostüten sind gleich groß und mit gleicher Farbe versehen. Auch das Losgewicht ist einheitlich angepasst.

Allmählich begreifen die jungen Loskäufer, worüber der Schausteller bei seiner Aufklärung redete. Er möchte niemanden eine Niete anhängen und für ein Leid verantwortlich sein.

Aufgeregt wühlen die Glückssucher in der schmalen Pappschachtel herum. Keiner von ihnen möchte übereilt die falsche Tüte packen. Das sieht der Geschäftsmann anders und befürchtet ein kleines Chaos. Seine schön sortierten Lostüten sind in Gefahr und könnten hinterher zerknittert aussehen.das darf nicht geschehen.

„Nehmt endlich eure Lose heraus. Ihr macht mir sonst ein heikles Durcheinander."

„Heh Friedel, alle Lose sehen gleich beschissen aus." ,mault Hajo.

„Dann nimm vorne die ersten zwei Tüten." ,kontert Friedel.

Zügig ergreift jeder Junge seine erwählten Lose und reißt sie zusammengelegt auf. Gleich auf Hajos erstem Zettel steht 'Niete' drauf. Auch der zweite Zugriff zeigt eine Blamage vor. Hat er das verdient? Klebt heute das Pech an Hajos Händen?

Friedel hat gleich die Zahl 5 entdeckt und ruft erfreut: „Hurra, ich habe gewonnen."

Auch das zweite Los verkündet einen Sieg. Stolz hält Friedel dem Nachbarsjungen seine Gewinnzettel unter die Nase. Hajo erblasst vor Neid und wird zusehends zappeliger. Auch er möchte ein Sieger sein. Hat der liebe Gott hier seine Finger im Spiel? Will er Hajo bestrafen, weil er den Kirchgang verabscheut und ihn sehr langweilig findet? Oder was hat der schüchterne Knabe sonst getan, um so gedemütigt zu werden?

„Hast du ein Glück." ,sagt Hajo zum Friedel. „Gleich am Anfang gewinnst du zwei Fische. Ist das nur ein Zufall gewesen?"

„Ich habe lediglich die richtigen Lostüten ergriffen. Beim nächsten Mal gewinnst du."

„Hier sind die gewonnenen Fische und ein wenig Futter dazu." ,sagt der Schausteller.

Friedel ist glücklich, und Hajo ist sauer. Er sollte unbedingt noch weitere Lose erwerben, sonst findet seine bedrängte Seele keine Ruhe. „Bitte zwei neue Lostüten." ,sagt er.

„Hoffentlich hast du dieses Mal mehr Glück junger Mann."

Ordnungsgemäß legt der Losverkäufer das erhaltene Kleingeld in seine Kasse. Hastig reißt Hajo die neu erworbenen Lostüten auf. Wieder steht auf dem ersten Papierstück das Wort 'Niete' drauf. Es ist zum Verzweifeln. Klebt nur Scheiße an den gierigen Kinderhänden, weil nichts gelingen will?

Langsam wird Hajo ungeduldig. Er könnte vor Wut laut aufschreien. Doch das letzte bisschen Anstand verhindert es. Plötzlich möchte Friedel nach Hause gehen. O weh, Hajo hat seinen zweiten Loszettel noch nicht betrachtet. Hoffentlich ist es keine weitere Niete, sonst will die große Niete die kleine Niete verschlingen.

O je, ein Wunder ist geschehen. Ein Versager hat sein Glück gefunden. Die Zahl 10 steht auf dem Loszettel drauf.

„Warte noch zwei Minuten. Ich habe einen Fisch gewonnen."

„Ist gut. Danach muss ich mich sehr beeilen, da meine Mutter ungern mit dem Mittagessen wartet. Ich will keinen Stubenarrest erhalten."

„Vorhin hatte ich dir vorausgesagt, dass du beim nächsten Mal gewinnen wirst." ,versucht der Losverkäufer die Kinder zu ködern. Leider ist zurzeit Hajos Erinnerungsvermögen blockiert. Er denkt nur an seinen gewonnenen Fisch, der aus der Glaskaraffe in einen Plastikbecher übersiedelt.

„Hurra, endlich habe ich einen niedlichen Fisch geangelt."

Auch für nur einen Fisch gibt es ein Gratisfutter dazu. Es sollte über das Wochenende ausreichen, da die Geschäfte bis zum Montag

Auf ihrem Weg nach Hause sollten die heiteren Jungs das Herumal-
bern unterlassen. Jede weitere Erschütterung könnte das Wasser
in den Bechern überschwappen lassen. Ohne jegliche Flüssigkeit
müssten die kleinen Goldfische qualvoll ersticken.
Wortkarg schwebt die kostbare Fracht von sicheren Händen geleitet
über die Nebenstraßen zum Zielort hin. Die Eltern sind wenig begeistert, als sie die zarten Mitbringsel erspähen. Vorerst finden
die Fische in einem leeren Einmachglas einen bewässerten Unterschlupf, denn von einem Aquarium haben die Dorfträumer noch nie
etwas gehört.
Tags darauf ist Sonntag. Nach dem gemeinsamen Frühstück geht es
zum wöchentlichen Gottesdienst in eine armselige Dorfkirche. Hier
wird gebetet, gesungen und von der Kanzel gepredigt, um allen
Zuhörern den Glauben an das hochgelobte Christentum zu festigen.
Aber was hat der Glaube für eine wundersame Bedeutung? Können
die unterwürfigen Menschen ihn sehen oder ertasten?
Nein ihr dummen Esel. Der Glaube wird aufgebürdet, ob man will
oder dagegen ist. Wer keinen Glauben hat, soll nicht selig werden.
Je länger ein Mensch darüber nachdenkt, um so unsicherer ist sein
Leben. Diese furchtbaren Schlachten der Kreuzritter im Mittelalter
können unmöglich im Sinne der damaligen Päpste erfolgt sein. Sie
können nicht einfach das höchste Gebot Gottes: Du sollst nicht
töten! ,verwechselt haben.
Was will bei solchen verwirrten Aussagen das Christentum vermit-
teln? Ist hier das Glaubensbekenntnis in einen Brunnen gefallen?
Was die meisten Kinder wirklich glauben, erfahren sie nach der
heiligen Messe. Dann verlangt erneut der bereits erprobte Spiel-
trieb nach seinen vielfältigen Anwendungen.

Auf dem Kirmesplatz warten die armen Goldfische auf neue Glücksritter, und drinnen im Wohnhaus wartet die Großmutter mit ihrer
Kirmesspende, um ihre Enkel zu erfreuen. Erneut leuchten die lieb-
lichen Kinderaugen, als die Brüder die zusätzlichen Münzen in
den Hosentaschen verschwinden lassen. Der Glaube der Glückseligkeit zerrt an den Kinderseelen und fordert seinen Tribut.
Bester Laune und guter Hoffnung rennen die Knaben in ihrer Spiel-
tracht vergnügungssüchtig dem Festplatz entgegen. Auf dem halben
Hinweg treffen sie auf andere Kinder aus der Nachbarschaft. Es
ist der Sohn des Postboten und die zweite Tochter eines Bauern.
Jonas und Heidi treffen auf die Brüder Anton und Hajo.
„Kommt ihr mit zur Kirmes?" ,fragt der Jüngere.
„Na klar." ,erwidert die kesse Göre. „Die Kirmes ist schließlich
für alle da."
Dieses blutjunge Mädel ringt den verblüfften Brüdern den Schneid
ab. Das kann ja heiter werden. Ob diese Kleine auch Fische liebt?
Oder spielt sie lieber mit Puppen und ähnlichem Plunder herum?
Müssen die wilden Jungs nun neue Regeln des Benehmens beachten,
wenn sie gut erzogen mit einer jungen Lady sprechen wollen?
In solch einer Begleitung von weiblicher Eleganz können die Brüder
nicht wahllos herumfluchen oder den schnöden Ausdruck 'Scheiße'
benutzen. Das zeugt von schlechten Manieren.
Jedes blöde Wort könnte ungewollt einen harmlosen Konflikt heraufbeschwören. Daher kommt es auf jede unbedachte Äußerung an. Ein
Trugbild einer verfälschten Tatsache könnte den dummen Sünder
in einen mitleidsvollen Unruhestifter verwandeln.
Mädels sind empfindlicher als die verspielten Träumer. Sie lassen
ungezwungenermaßen eher mit Ihresgleichen die 'Wuz' heraus. Doch

nun im Beisein eines zarten Wesens zählt mehr der erlernte Grad des Anstandes und nicht ein angeeigneter Hochmut, der die Prügelstrafe fördert.

Heidis mollige Schwester heißt Gisela. Als Erstgeborene ist sie mehr für das häusliche Wohl erzogen worden. Ihre Eltern mit der ungewissen Landwirtschaft versuchen immer noch ihre Zukunft aufrecht zu erhalten. Zusehends geht das weit verbreitete Handwerk unaufhaltsam den Bach herunter, weil der erstrebenswerte Verdienst stetig abgenommen hat.

In den minderwertigen Stallungen lüften sich ständig die kargen Quartiere für Schweine und Rindviecher. Auch die letzten beiden Pferde werden sehr bald den letzten Weg zum Rossschlächter antreten und nur eine nette Erinnerung bleiben.

Heidi schmust gerne mit den süßen Kätzchen herum, die ein paar zarte Streicheleinheiten sehr genießen. Nun genießen die Kinder ihre bevorstehende Tierliebe zu den Goldfischen, die bereits in Gedanken in den Kindsköpfen ihre Wasserkreise ziehen.

Vorsichtig überquert die kleine Gruppe der jugendlichen Träumer die mittlere Dorfeinfahrt und spaziert direkt dahinter an der Fussballkneipe vorbei, wo die Ortsliga ihren Stammtisch hat. Im Anschluss beginnt bereits das Kirmesgelände. Zum idealen Anfeuchten vieler trockener Kehlen ist der Platz sehr gut und äußerst praktisch gewählt. Jeder Rummelbesucher kann vor der gemütlichen Theke je nach Bedarf ein leckeres Zielwässerchen einflößen, um die nachfolgenden Schießkünste schnapsklar zu meistern.

Kinder unter 14 Jahren dürfen nur in der Begleitung von mündigen Bürgern diese unsittlichen Sumpfnester betreten, weil das Gesetz des Jugendschutzes es so vorsieht.

Sehr zur Freude der Erzieher laufen die vernünftigen Kinder an den Brutstätten eines üblen Lasters vorbei. Sie hat das große Goldfieber gepackt. Goldfische sind ihr Ziel. Vor dem Stand der Lostüten sieht es ziemlich trostlos aus. Dort fehlt eine neue Aufmunterung zu einer geschäftswürdigen Beziehung zwischen einem freundlichen Anbieter und den zappeligen Möchtegerngewinnern. Etwas zögerlich beäugeln viele Kinderaugen die neu gemischten Wundertüten. Wiederum sind keine Hilfspunkte zu entdecken. Alle lausigen Nieten bleiben im Verborgenen zurück.

Heidi staunt über die leuchtenden Farben der lebensfrohen Fische.

„Bei mir zu Hause könnte ich die kleinen Goldfische kaum platzieren. Unsere Katzen würden so lange um die mögliche Beute schleichen, bis sie auf irgendeine Art ihre Bekanntschaft mit diesen Leckerbissen gemacht hätten."

„Igittegitt wie scheußlich." ,sagt Jonas.

„Vergiss deine Essstörungen, sonst kotzt du uns hier noch alles voll." ,dröhnt Antons ordinäre Stimme herüber.

„Muss dieser Rüpel hier seine Schweinenummer abziehen?" ,fragt Jonas verärgert.

„Er will uns nur andeuten, dass er kein Geist ist, der uns hier verhexen möchte." ,erklärt Hajo.

„Rede nicht so geschwollen daher du Zitteresel." ,kontert Anton.

„Seid ihr Brüder immer so liebenswert zueinander?" ,fragt Heidi.

„Sie sind wie Katz und Hund." ,sagt Jonas.

„Am Rhein stehen die Burgen der feindlichen Brüder." ,meint Heidi.

„Da wollen wir aber heute nicht mehr hin." ,flachst Anton.

„Gut gesprochen Bruder. Wir begnügen uns hier mit´ner Katze und den Fischen."

Fast alle Katzen sind kleine Raubtiere. Sie kennen kein Erbarmen.
Sie würden einem Rummelkind den ganzen Spaß verderben. In diesem
Fall sollten die Kirmesfische besser dort verweilen, wo sie kein
Ungeheuer bedrohen kann.
Einige Kinder haben keine pelzige Schmusekatze, die ihnen in die
Quere kommen könnte. Bei ihnen lauern nur stundenweise strenge
Beobachter, die ohne Vorwarnung ihre scharfen Krallen wetzen,
sobald ihre wilden Zöglinge außergewöhnliche Sorgen bereiten.

Dicht beisammen stehend umlagert eine junge Kundschaft die ver-
hängnisvolle Schachtel mit den lockenden Lostüten. Sind die ersten
Zettel mit den gefürchteten Nieten unter das Volk gestreut, so
dürfen die erwünschten Glückszahlen ohne Verzögerung erscheinen.
Jeder Fischgewinn ist mit gewissen Auflagen verbunden, denn die
eroberten Goldlinge bedürfen einer besonderen Pflege. Ob dieser
heikle Umstand den jungen Tierbeschützern voll bewusst ist? Oder
sehen sie nur bei diesen bedauernswerten Geschöpfen zierliche
Schönheiten hin- und herschwimmen, die als handelsübliche Ware
angepriesen wird?
„Heute möchte ich fünf Lostüten haben." ,sagt Hajo zum Verkäufer.
Bei mehreren Losen sollten die Gewinnchancen größer sein. Sorgfältig legt der Knabe alle erworbenen Lostüten übereinander. Mit
einem kräftigen Ruck reißt er alle oberen Papierstreifen gleichzeitig ab. Plötzlich beginnt der Puls zu beschleunigen. Ist das
ersehnte Glück nun auf der richtigen Tischseite platziert und
spuckt jetzt reihenweise die Gewinne aus?
Voller Erwartung ist die körperliche Anspannung kaum noch auszu-
halten. Auf den weißen Zetteln steht von oben nach unten umgeblät-
tert dreimal das Wort Niete und die Zahlen 5 und 10. Welch eine

riesige Freude überstrahlt die lächerlichen Nieten. Sie sind be-
langlos geworden, denn nur die Siege zählen. Siegen heißt Erfolg
haben. Er verzaubert einen mehr unbeachteten 'Esel' und macht
aus einem Träumer einen Helden.

„Hurra, ich habe zwei Fische gewonnen. Erhalte ich auch das Futter
dazu?" ,fragt Hajo misstrauisch.

„Fischfutter gibt es stets gratis. Bis morgen würden die Fische
erstickt sein." ,erklärt der Losverkäufer.

Dafür wäre das Taschengeld unnütz angelegt. Mittlerweile sind
Antons spezielle Freunde eingetroffen. Jetzt kann der Angeber
wieder groß auftrumpfen und seine bisherige Zurückhaltung abstrei-
fen. Jetzt sind die ruhigen Minuten der Schwächlinge abgezählt.

„Habt ihr Träumer euch für unterwegs die Verpflegung besorgt?",
fragt Michael scherzhaft. Alle lachen oder sondern ferkelartige
Laute ab. Außer dem erstaunten Mädel kennen bereits alle Mitläufer
den langmähnigen Kinderschreck und wissen, wie sie auf solche
Floskeln reagieren sollten, ohne einen Streit zu entfachen.

„Da höre ich selten richtig hin." ,sagt Friedel. „Solche Typen
sind bloß neidisch."

„Wir mögen keine Goldfische. Bei ihnen sind die Steaks so winzig."
Diese spöttischen Worte hat Peter ausgesprochen. Sein Gesicht
errötet wie die heiße Morgensonne. Nun kann Hajo kontern.

„Ihr lieben Freunde oder seltenen Gurken fahrt mehr auf den sauren
Ziegenpudding ab. Irgendwann kommt euch der schleimige Brei aus
den Ohren wieder herausgekullert."

„Pfui Teufel kann ich nur sagen." ,meint Jonas entsetzt und schüttelt angewidert sein Ego hin und her. „Dieses schauderhafte Zeug
muss scheußlich schmecken."

Nun sind die kleinen Wichtigtuer beleidigt und stürmen selbst zum Fischstand vor. Sie wollen ihren Nebenbuhlern zeigen, wie die Gewinne abgesahnt werden.

Jeder der sich für besonders schlau hält, kauft gleich fünf Lose. Zügig entnehmen die Globetrotter die gefalteten Loszettel und lassen alle unangenehmen Funde auf den Erdboden herabsegeln. Nur die erhofften Gewinnbons bleiben übrig.

Michaels schmales Gesicht strahlt wie eine aufgehende Sonne. Er hat dreimal die Zahl 5 erwischt. Anton dagegen sieht bereits dreimal das Wort Niete vor seinen Augen vorbeihuschen. Er ‚der Zinker, darf keine Blöße zeigen. Ein Vorbild ist kein Versager. Wer keine Beachtung erhält, ist ein schleimiger Wurm. Eiligst will der eingehandelte Frust an die frische Luft kommen. Ob leise oder laut, Anton hat´s versaut. Beschämender Laune flucht er wie ein erregter Rohrspatz. „So ein Mistkram. Wenn noch weitere Nieten aufkreuzen, dann soll sich der Schausteller seine Goldfische in die Haare schmieren."

„Heh Brilli willst du von mir einen Fisch abhaben?" ‚fragt Peter.

„Behalte ihn für deine Ziegen." ‚erwidert Anton.

„Ziegen mögen keine Fische." ‚sagt Michael. „Da brauchen sie für die Futtersuche eine Lupe, um die winzigen Happen zu orten."

„Flaschen seid ihr." ‚trumpft Peter auf. „Eine Zahl ist leicht zu finden."

„Das glauben wir dir nicht. Zeige deine Zettel vor."

„Da müsste ich ja bekloppt sein." ‚kontert Peter.

„Sicherlich hat er nur eine Nietenserie gezogen." ‚meint Jonas.

„Dummer Postheini, hier steht die Zahl 5 drauf."

„Und wo sind die anderen vier Zettel geblieben?" ‚fragt Anton.

„Ach diese blöden Zettel. Ich habe sie wohl verloren."

„So so, deine Loszettel sind einfach ausgebüchst."

„Habt ihr Holzköpfe noch nie etwas verloren?" ‚fragt Peter böse.

„Wir verlieren manchmal die Geduld oder unsere Unschuld." antwortet Michael und lacht über seinen eigenen Witz. Das bringt Anton auf eine Idee, und er zeigt ein launisches Mienenspiel vor.

„Deine Unschuld hast du bereits letztes Jahr verloren, als du die kleine Elise befummelt hast."

„Wir haben nur mit bunten Murmeln gespielt."

„Du Esel hast noch keine Murmeln gesehen."

„Wie kannst du Brillenschlange deinen Freund so herunterputzen?", fragt Hajo.

„Halt deinen Rüssel Hosenflatterer. Die Fische kannst du nicht befummeln."

„Witzbold, ein Goldfisch mag gerne Brillenmücken." ‚flachst Hajo.

„Ihr seid aber liebenswerte Freunde." ‚fährt Heidi dazwischen.

„Einer möchte hier den Anderen ausstechen. Niemand ist vollkommen, auch wenn er etwas anderes vortäuschen möchte."

Das geht zu weit. Eine rotzfreche Göre tanzt dem großen Meister auf der Nase herum. Das darf Anton sich nicht bieten lassen.

„Was verstehen die Mädels von solchen Dingen?"

„Eine ganze Menge." ‚spuckt Heidi zurück.

„Ihr jungen Muschis gehört an den Herd, um das Essen zu kochen und um Staub zu wischen." ‚faucht Anton in die lustige Runde rein.

„Dafür bin ich noch zu klein und lasse mich viel lieber bedienen."

„Das ist besser so." ‚sagt Hajo. „Dabei bleiben die Fehler aus."

„Hier stehen bereits genug Fehler herum und glotzen durch die Gegend." ‚faselt Jonas herum.

„Mein Fehler war es, hier aufzutauchen und euch 'Nieten' auf die Finger zu schauen." ,meckert Anton.

„Dann verschwinde und lass uns in Ruhe weiterfischen."

„Was wollt ihr Träumer mit diesem blöden Fischzeug anfangen?"

„Meine Goldfische dürfen zu Hause im Einmachglas plantschen.",erwidert der Bruder.

„In solch einem engen Glas gehen sie vor die Hunde.",sagt Michael.

„Deine Fische spielen mit dem Hund herum?" ,fragt Anton witzig.

„Du Eierkopf mit Segelohren, die Fische verrecken."

„Ach so war es gemeint. Sie gehen auf die Hunde."

„Nein Brilli, sie beißen in dämliche Segelohren hinein."

„Wie ordinär. Mich hat noch kein Fisch gezwickt."

„Du musst zu ihnen in das Einmachglas klettern."

„Mach´ es mir vor langmähniger Banause." ,sagt Anton.

„Mein liebes Vaterland." ,murmelt Heidi los. „In was für einen Teufelskreis von lauter Schwachsinnigen bin ich hineingeraten?"

„Die heiße Sonne hat ihr Gehirn aufgeweicht." ,meint Hajo.

Kopfschüttelnd versucht er das Mädel zu beruhigen. Doch sie hat genug mit angehört und geht mit Jonas zum Kinderkarussell hinüber.

Friedel und Hajo gehen heimwärts, denn bald wird die Mittagspause eingeläutet, und das Essen steht auf dem Tisch bereit und möchte in Ruhe einverleibt werden.

Im Elternhaus angekommen durchforstet Hajo bekannte Verstecke. Wo hat er wohlmöglich einen Taler übersehen, der aus seinem Bunker verlegt werden möchte?

Nachdenklich starrt Theresa auf den neuen mitgebrachten Plastikbecher und fragt verdutzt: „Was soll der Abfall auf dem Esstisch? Er gehört in den Mülleimer hinein."

Kurzerhand will die Mutter den Becher beseitigen, doch Sohn Hajo lenkt im letzten Augenblick ein.

„Nicht wegwerfen. Im Becher schwimmen zwei Goldfische."

„Du hast doch schon einen Fisch gestern mitgebracht."

„Ein einsamer Fisch bekommt nun Freunde."

„Hoffentlich bringst du keinen ganzen Harem mit nach Hause."

„Dafür fehlt mir das Glück." ,sagt Hajo.

„Wo bleibt wieder dein Bruder? War er nicht mit auf der Kirmes?"

„Vielleicht tanzt er auch mit einem Fisch an, sofern er ihn nicht verschenkt hat." ,erwidert Hajo.

„Sobald das Geld in euren Fingern juckt, müsst ihr es schnell unter die Leute bringen."

„Ja Mutter. Sonst würde es unsere Hosentaschen zu sehr verbeulen."

„Da könnt ihr das Geld ja gleich in den Bach schmeißen." ,sagt der Vater mit gesäuertem Mienenspiel.

„Im Wasser rostet alles." ,sagt Hajo fast im Flüsterton.

„Ihr kleinen Halunken habt auf alles eine Antwort parat." ,meckert die Mutter. Will sie nicht begreifen, dass die Kinder nur etwas Spaß erleben wollen?

Vater Johannes agiert mehr aus dem Hintergrund. Er ist ein überaus sparsamer Mann, mehr ein Geizhalz der Sonderklasse. Mit einem solchen Gesellen ist schlecht Kirschen essen, denn er wuchs die meisten Kinderjahre ohne einen Vater auf. Darum ist er nun so kühl und einfallslos und weiß mit seinen Söhnen kaum etwas Gescheites anzufangen.

Anton und Hajo haben mit der Zeit gelernt, ohne den väterlichen Beistand auszukommen, und das geht der Mutter gegen den Strich. Sie würde es viel lieber sehen, wenn ihre Söhne mehr unter einer erzieherischen Obhut durch die Gegend streifen. Das würde der Mutter eher zusagen, und sie könnte ihre netten Tratschstunden weiter ausdehnen. Indessen sucht Hajo nach verborgenen Schätzen, die nach frischer Luft lechzen.

„Suchst du wieder Münzen, die deine Kleidertaschen verbeulen könnten?" ‚fragt Theresa.

„Und wenn schon."

„Stecke dein Geld lieber in die Sparbüchse hinein. Dann hast du nächste Woche auch noch Geld und kannst neue Wünsche erfüllen."

„Nächste Woche ist die Kirmes weg und die Fische auch."

„Du bist kaum noch zu retten."

„Ja ja. Fünf Lose kosten eine Mark." ‚sagt Hajo.

„Und für eine D-Mark hast du zwei Fische gewonnen?"

„Ja Mutter."

„Für das gleiche Geld hättest du sie auch im Laden kaufen können."

„Dabei fehlt die körperliche Anspannung. Ohne diese ist es langweilig."

„Bei uns zu Hause ist es nie langweilig." ‚sagt Theresa.

„Das kann man kaum mit einander vergleichen. Zu Hause ist keine Kirmes." ‚sagt Hajo.

„So so. Du willst gewinnen und verlieren."

„So ähnlich. Leider waren bei fünf Losen drei Nieten dabei."

„Da hat sich der Losverkäufer sicherlich sehr gefreut."

„Warum sagst du so etwas?" ‚fragt der Sohn.

„Du Dusselkopf. Er will euch nur das Geld aus den Taschen ziehen. Und dafür lasst ihr euch jeden Mist aufschwatzen."

„Auch Fische sind Gottes Geschöpfe und kein Mist." ‚kontert Hajo.

„Entschuldige, ich wollte keine Tiere missachten."

Jeden Sonntagmorgen rennt die Mutter in die Kirche, um ihre Seele zu entlasten. Dabei scheint sie kaum zu bemerken, was das Wort Nächstenliebe bedeutet. Alle Geschöpfe wollen leben und nicht verhungern. Will Theresa davon nichts hören, weil sie keine Nieten mag?

„Du willst doch nicht etwa die Fische mit Karotten- oder Salatresten füttern?" ,fragt Theresa.

„Nein Mutter. Ich habe spezielles Fischfutter für drei Tage erhalten. Hier liegt der Futterbeutel hinter dem Glas."

„Und wenn das bisschen Futter aufgefressen ist, was dann?"

„Dann muss ich in der Stadt aus einer Tierhandlung neues Futter besorgen."

„Da bin ich gespannt, wie lange die Fische noch leben dürfen.", sagt Theresa. „Zuerst müsste ein größeres Gefäß her."

„Wo soll ich nun ein anderes Gefäß hernehmen?" ,fragt Hajo.

„Schaue unten im Keller nach. Dort müsste ein leeres Sauerkrautglas herumstehen."

„Soll ich sonst noch etwas mit hochbringen?"

„Ja Hajo. Für den Nachtisch bringst du ein Glas Kompott mit."

„Ist gut. Ich will sehen, was ich tun kann."

„Wenn du den Kompott vergisst, gehst du noch einmal runter."

Immer diese Meckerei. Fünf Minuten später hat Hajo das leere Glas ohne Sauerkraut aufgespürt. Aus dem gebrauchten Glas dringt ein grässlicher Gestank hervor. Eine gründliche Reinigung ist notwendig, bevor die empfindsamen Goldfische darin baden dürfen.

Da ist noch etwas anderes zu besorgen. Genau, ein Glas mit Kompott soll der Sohn mitbringen. Aber wo steht bloß dieses blöde Glas und möchte entführt werden? Bei dieser großen Auswahl verliert jeder unkonzentrierte Hausbote leicht die Übersicht. Und dieser viele Dreck von ekeligen Spinnweben klebt auf den Erkennungsschildern und erschwert die Suche. Doch nichts ist unmöglich.

Zehn Minuten später erscheint Hajo in Mutters Küchenstube.

„Ich habe alles gefunden." ‚sagt er erfreut.

„Lass´ das leere Sauerkrautglas in der Küche stehen. Nachher spüle ich es zusammen mit dem Essgeschirr."

"Ohne jegliche Beilagen müssen sich die Fische einsam fühlen.", sagt Hajo.

„Lege schöne Kieselsteine und grüne Blätter auf den Glasboden. Das wird den Goldfischen gefallen." ‚erklärt die Mutter.

Nachdem das leere Glas gesäubert ist, könnte nun ein halbherziges Aquarium daraus entstehen. Doch aller Anfang ist schwer.

„Reicht eine halbe Wasserfüllung aus?" ‚fragt Hajo.

„Bist du denn für alles zu dämlich." ‚faucht Theresa ihn an.

„Ich kann nicht alles wissen." ‚versucht Hajo von seinem Lampenfieber abzulenken.

„Fülle dreiviertel des Gefäßes mit kaltem Wasser auf. Es muss einmal die Woche erneuert werden. Und jeden Tag streust du ein wenig Futter hinein. Doch zu viel ist gefährlich." ‚erklärt die Mutter kurzerhand. Ob ihr Sohn alles begriffen hat?

„Und wo stelle ich das Miniaquarium hin?"

„O weh." ‚stöhnt die Mutter. „Stelle die Fische neben unser Radio. Dort stört es niemanden."

„Können Fische denn Musik vertragen?" ‚fragt Hajo.

„Frage sie selbst." ‚erwidert Theresa genervt.

Kann dieser trottelige Heini nichts eigenständig erledigen, denkt die Mutter. Er ist wohl zum Nachdenken zu faul. Oder ist sein

Gehirn zurückgeblieben?

Schwerfällig stampft die Großmutter ihre knarrende Holztreppe hinunter. Stets ist sie hocherfreut, wenn für sie noch Essensreste der letzten Mahlzeit übrig geblieben sind. Und gegen ein heiteres Schwätzchen hat die Großmutter nichts einzuwenden. Es ersetzt die letzten Stunden eines Jammerkonzertes und bringt eine neue Lebensfreude ins Rollen.

Höchst erstaunt blickt die Großmutter auf die tierische Errungenschaft herab. Solche kleinen Wesen hat sie noch nie zuvor gesehen. Das erweckt ihre große Neugierde.

„Wo habt ihr so etwas lebendiges her?" ,fragt sie.

„Die Kinder haben die Goldfische von der Kirmes mitgebracht. Nur der Glasbehälter ist aus unserem Keller." ,erwidert Theresa.

„So kleine Tiere gibt es auf der Kirmes?"

„Ja Oma." ,antwortet die Schwiegertochter. „Es sind Jungfische."

„Wie kommen die Jungs dazu? Sind die Fische etwa geklaut?"

„Aber Oma. Deine Enkel stehlen nichts."

„Ach so Theresa. Sie haben die Tiere geschenkt bekommen."

„Nein Oma. Die Jungs haben sie an einer Losbude gewonnen."

„Gibt es jetzt Fische in Wundertüten?"

„Du fragst mir heute wieder Löcher in den Bauch."

„Ist das Fragen hier etwa verboten?"

„Ich mag keine dämlichen Fragen, die mir auf den Geist gehen."

„Ach du liebe Zeit. Jetzt bin ich wieder der Sündenbock."

„Kein Mensch hier hat etwas gegen dich." ,erklärt Theresa. „Du machst dich nur selbst und andere verrückt."

„O weh o weh. Was ist bloß aus unserer Welt geworden?"

„Du bist kaum eine halbe Stunde hier unten, und schon beginnst

du mit deiner Jammerarie. Nachher steckst du uns noch alle an."
„Du bist noch so jung, und ich bin schon so alt."
„Oma, ich habe vier Personen zu versorgen, also doppelt so viel
als du und dein Alwin." ,sagt Theresa.
„Von mir aus soll er verrecken dieser Saufkerl."
„Du alleine hast ihn dazu gemacht und schimpfst jetzt über ihn."
„O weh ich arme Frau." ,jammert die Großmutter.
„Dein Sohn würde sich solche Scherze nicht erlauben."
„Er hat ja bei dir kaum etwas zu melden."
„Ich habe auch einmal sehr gelitten." ,erzählt die Schwiegertoch-
ter. „Damals vor dem Krieg bewohnte ich mit meiner Schwester und
den Eltern in Köln eine 7-Zimmerwohnung. Mein Vater arbeitete
als ein erfolgreicher Buchbindemeister. Zusammen mit einem Neffen
baute er eine kleine Firma auf, in der über 20 Mitarbeiter ihren
Dienst verrichteten. Zusätzlich führte meine Mutter nebenbei einen
Schmuckladen mit einer ansehnlichen Goldschmiedekunst. Plötzlich
tauchte der größenwahnsinnige Adolf Hitler auf und forderte den
Totalen Krieg heraus. Mit einem laut heulenden Getöse fielen jede
Nacht die zahllosen Bomben vom Himmel herab und zerstörten alles,
was meine Familie sich mühsam aufgebaut hatte.
Tagelang hockten wir in den stickigen und dunklen Kellergewölben
herum und trauten uns nicht ans normale Tageslicht hervorzukrie-
chen. Jede Nacht das gleiche Spektakel. Und plötzlich stand unsere
schöne Wohnung in Flammen. Es war die Hölle. Alle Räume brannten
völlig aus. Alle unsere großen Träume fielen in Schutt und Asche.
Meine schönen Kleider und der ganze Schmuck gingen im Trümmerfeld
verloren. Eine unfassbare Katastrophe hatte uns alles genommen,
was für ein besseres Leben gelohnt hätte.

Kurze Zeit später kam ein Brief aus dem Lazarett, wo Johannes eingeliefert wurde. Kurz vor dem Kriegsende hatte er für sein geliebtes Vaterland fast einen ganzen Arm opfern müssen. Und alles nur, weil ein übergeschnappter Aufrührer ganz Europa beherrschen wollte.

Hoffen wir nun, dass unseren Nachkommen solch ein grausiges Schauspiel versagt bleibt, damit sie ähnliche Greueltaten nicht miterleben müssen." ,erzählt Theresa.

„Mein Alwin hat immer noch einige Granatsplitter in seinen Beinen stecken, die gelegentlich starke Schmerzen verursachen."

„Ja Oma, das Leben hat fast alle Menschen schwer gezeichnet. Wir sollten Gott dafür danken, dass wir noch leben." ,sagt Theresa.

„Als dein Erstgeborener in Sachsen zur Welt kam, bis du vor den Russen geflüchtet."

„Ja so wars Oma. In letzter Minute konnte ich unbehelligt entkommen. Das war knapp. Diese Hunde hätten mich sonst verschleppt."

„Das war für alle Geschöpfe eine grausame Zeit." ,sagt die Oma.

„Und jetzt geht es dir wieder besser?"

„Wie meinst du das Theresa?"

„Vorhin hast du über eine plötzliche Herzschwäche geklagt."

„Es geht mir mehr mittelmäßig." ,erwidert Großmutter Sophie.

„Das hört sich aber recht gut an." ,sagt Theresa.

„Wenn ich längere Zeit herumsitze, komme ich alleine schwer wieder in den Stand hoch."

„Du bist zu dick Oma und müsstest dringend abspecken."

„Ich esse ja kaum etwas."

„Ohne Grund wird keiner dick."

„Du gönnst mir nicht mal ein leckeres Hühnchen." ,meutert Sophie.

„Was bei dir nur ein Hühnchen ist, reicht bei uns für vier Personen aus." ,sagt Theresa.

„O mein Gott, was habe ich nur verbrochen? Besser gehe ich wieder hinauf, bevor du mich verspottest."

„Aber liebe Oma, es ist nicht böse gemeint."

„O weh o weh." ,jammert Sophie und versucht aufzustehen.

„Warte, ich helfe dir aus dem Sessel heraus." ,sagt Theresa.

„O weh, mir wird so schwindelig."

„Bleib´ ruhig. Es ist die Umstellung vom Sitzen in den Stand." Erneut sind Großmutters umwickelte Beine stark angeschwollen. In einem Rollstuhl wäre sie besser aufgehoben. Nur damit würde sie nicht die steile Holztreppe in die zweite Etage hoch gelangen. Für so ein Fortbewegungsmittel brauchte Sophie einen Lastenkran, um unbeschadet zu ihrem Heiligtum zu gelangen.

„Dein Blutdruck ist viel zu hoch." ,sagt die Schwiegertochter zu Sophie. „Dir kann nur ein Facharzt helfen, sonst kippst du eines schönen Tages einfach um und bist tot."

„Dann hätte mein Leiden ein Ende gefunden." ,sagt Sophie.

„Oben legst du dich gleich mit einer heißen Wärmflasche ins Bett. Dann geht es dir nach einer Stunde bedeutend besser."

„O weh o weh, was soll ich arme Frau bloß tun?"

„Darauf kann ich dir nur antworten. Du musst selbst eine Entscheidung treffen, ob du mit einer ärztlichen Hilfe weiterleben möchtest oder lieber sterben willst."

„So sieht also deine große Hilfe aus?" ,fragt Sophie bestürzt.

„Dein Lieblingsenkel Hajo kann dir in zehn Minuten eine große Tasse mit heißer Hühnerbrühe hinaufbringen. Sie ist gut für deine Seele." ,versucht Theresa die Großmutter zu beruhigen.

„O weh, bald sterbe ich." ‚jammert Sophie.

„So leicht stirbt keiner, auch du nicht." ‚sagt Theresa.

Mit einem schmerzverzerrten Gesichtsausdruck stampft die Großmutter mit ihren aufgedunsenen Wasserbeinen die knarrende Treppe hinauf. Stark keuschend erreicht Sophie ihr Schlafgemach. Mit einem Kochtopf auf dem Herd ist in wenigen Minuten heißes Wasser zur Hand. Mit einer Wärmflasche lässt Sophie ihre massige Gestalt wie ein schwerer Kartoffelsack auf das weiche Federbett herabfallen. Mit Tränen in den Augen schläft sie selig ein.

In manchen Stunden ihrer Alltagssorgen überkommt Sophie die drückende Angst, eine strenge Behörde könnte sie in ein Altenheim abschieben. Dort wäre sie Tag und Nacht unter einer staatlichen Aufsicht und ihr schlacksiger Lebenswandel könnte wie eine Seifenblase zerplatzen.

Kein labiler Mensch möchte unvorsichtig im Wahnsinn enden, weil er glaubt, die stechenden Qualen wären eine Art göttliche Buße für die begangenen Sünden gedacht.

Wie Theresa versprochen hat, bringt Hajo seiner Großmutter die leckere Hühnersuppe an ihr Bett. Zum Dank für diese feine Geste bekommt der Enkel ein paar Münzen zugesteckt. Auch die Eltern überreichen ihren Söhnen nach dem ausgiebigen Mittagsmahl ein zusätzliches Taschengeld. Nun sind die glücklichen Knaben für einen neuen Kirmesangriff bestens gerüstet.

Am Nachmittag ist der Rummelplatz gut besucht. Einige Eintagsfliegen suchen nach dem besonderen Kick. Andere Glückssucher sind von den Angeboten mehr oder weniger enttäuscht und suchen nach einem kurzen Rundgang woanders ihre Befriedigung.

Viele junge Gäste laufen aufgeregt um das bunte Karussell herum und möchten nacheinander alle Sitzpositionen ausprobieren. Ob in einem Kinderauto sitzen oder auf einem Feuerwehrgefährt hocken oder auf Holzpferden dahinschweben, jedes einzelne Karussellteil ist auf der flotten Drehscheibe sicher verankert.

Vorne vor der Verkehrsstraße ragen bunte Zuckerstangen aus einer lecker hergerichteten Präsentation hervor und warten voller Anmut auf die süßen Schleckermäuler. Da kommt ein unbelehrbarer Naschkater gerade im richtigen Augenblick und will ohne ein schlechtes Gewissen das lockende Zuckerzeug auf seine Qualität hin überprüfen, bevor der eigentliche Angelspaß beginnt. Es schmeckt sehr gut. Nach zwei Zuckerstangen haben die Zähne genug gelitten. Nun sind die möglichen Gewinne und Nieten an der Reihe. In der großen Glaskaraffe sind neue Goldfische zu entdecken. Sie sind genauso aufgeregt, als die Neugierde der Kinder es vermittelt.

Anton möchte von Anfang an vor seinem eintrudelnden Freundeskreis den wilden Hengst vorführen und haut mächtig auf die Pauke.

„Hallo Verkäufer, warum sind die Tüten nicht gekennzeichnet, damit ich auch die richtigen Zettel herausfinde?"

„Das geht nicht. Da würden für die meisten Kunden überwiegend nur Nieten übrig bleiben."

„Das wäre mir gerade recht." ,sagt Anton.

„Du kleines Schlitzohr willst mir meine Geschäfte verderben. Wovon sollte ich dann meine Standmiete bezahlen?"

„O weh, daran habe ich nicht gedacht." ,erwidert Anton. „Niemand soll hier verhungern oder verdursten."

„Ja Kinder, gegen ein kühles Bier hätte ich jetzt nichts einzuwenden." ,meint der Losverkäufer.

„Wenn sie ein Bierchen trinken möchten, kann ich sie hier solange ebenbürtig vertreten." ,bietet Michael freundlich seine Hilfe an.

„Danke nein, das geht nicht. Dann würde ich großen Ärger mit dem Jugendamt bekommen, und meine Fische wären plötzlich weg."

„Wir stehlen keine Tiere." ,sagt Peter und grinst verdächtig.

„Danke Kinder. Auch wenn es gut gemeint ist, muss ich ablehnen." Da wollen die netten Kinder eine gute Tat verrichten und werden schroff abgewiesen. Aber die gute Laune geht keineswegs verloren. Immer mehr Rummelsüchtige strömen herbei und wollen den freien Arbeitstag feierlich genießen.

Einige Besucher reisen von den umliegenden Ortschaften an, da jede Woche in einem anderen Ort die Kirmes tagt. Hier in der Dorfgemeinschaft sind alle Ansässige unter einander bekannt. Fremde Gesichter fallen sofort auf, sofern es keine Verwandte oder näher bekannte Personen sind, die beim traditionalen Familienfest mitfeiern möchten.

Theobald, Wilfred und Josef treffen gerade ein und suchen nach einem entzückenden Kirmeskontakt. Eine verborgene Intelligenz ist gefragt, denn eine heimliche Macht nach dürstenden Erfolgen ist in vielen Gesichtern abzulesen. Kein Trottel möchte voreilig durch scheinheilige Wunderprediger in eine Touristenfalle geraten und den getarnten Abzockern auf den Leim gehen. Plötzlich kommt ein Robin Hood der Stotterfritzen ins Bild und weist den altersschwachen 'Schnepfen' den Weg zu ihrem Glück. Mit allermöglichen Tricks prallen die Schlaumeier und Hinterweltler auf-einander.

„Hallo Cowboys vergesst nicht eure pfiffigen Lassos zu schwingen, sonst brennen die gefährlichen Lumpenhunde durch." ,krächzt eine weibliche Schnapsdrossel über den Platz.

„Ich sehe hier nur liebestolle Blindschleichen herumlungern.",kontert Wilfred kess und starrt gebannt zur Schießbude hinüber, von wo aus vermeintlich die witzigen Worte herdrangen.

Plötzlich kommt das dürre Gestell mit der fliegenden Ponnymähne angeflitzt. Es steuert direkt auf den Schlaufuchs zu und bleibt vor Anmut und Grazie geblendet stehen.

„Schaut euch unseren Pausenclown an. Er hat sein schönes Lasso vergessen."

„Mit deinem langen Pferdeschweif kannst du mein Lasso ersetzen."

„Hilf dir selbst Brilli. Alle gripsreichen Mädels fliegen auf langhaarige Typen."

„Und ich dachte bisher, sie sind auf deinen Adlerzinken scharf."

„Bist wohl auf meine erotische Männlichkeit neidisch?" ,fragt Michael und lacht siegessicher.

„Ich hätte dich eher für ein halbes Mädchen gehalten." ,scherzt Theobald. Aufgeheizt tauen auch die übrigen Schnorchler auf und wollen ihr lustiges Schärflein beitragen.

„Wir sollten den ahnungslosen Losverkäufer vor dem Mädchenschwarm warnen, damit die weiblichen Fische nicht verrückt spielen und unnötig leiden müssen." ,sagt Hajo und blickt in die glänzenden Augen der lachenden Zuhörer, als hätte er einen tierischen Jahreswitz abgelassen.

„Unsere Katze ist satt." ,meint Michael ausweichend. „Sie mag keine süßen Nachspeisen."

„Wie ordinär. Er schmust mit Katzen rum."

Seltsam fließen diese Worte aus Antons saloppem Wortschatz hervor. Eine anschleichende Langeweile bedroht seinen Verstand. Mit einem seltsamen Augenzwinkern verwirrt er die Freunde. Es bedeutet den

Aufbruch zu neuen Ufern, ein Geheimzeichen, das der leicht stotternde Theobald sofort erkennt.

„Kommt Freunde, wir la lassen die komischen Fi Fischesammler wo der Pfeffer wächst."

„Recht so. Wir schießen uns einen dicken Fisch." ,scherzt Anton.

Fratzenhaft ziehen die Langweiler zum nächsten Pfeifenstand. Nur die geduldigen Träumer der wassererprobten Pfützentümmler bleiben zuversichtlich zurück. Sie sind sehr schlechte Schützen und möchten lieber ein weiteres Mal die recht chaotischen Fingerfertigkeiten verbessern. Auch Hajo zählt zu den Idealisten.

„Bitte fünf Lose." ,sagt er.

„Suche sie selbst aus. Das kennst du ja schon." ,wehen da die ruhig gesprochenen Worte des Verkäufers über den Ladentisch.

Wieder beginnen die jugendlichen Fingerspitzen zu kribbeln, weil die lauten Nebengeräusche eine dringend erforderliche Konzentration stören. Unerwartet klopft Friedel auf Hajos linkes Schulterblatt. Erschrocken zuckt der Nachbarsjunge zusammen.

„Willst du noch mehr Fische gewinnen?"

„Na klar. Drei Fische sind zu wenig. Sie sind sehr einsam."

In alter Manier reißt Hajo seine gebündelten Lostüten auf und entnimmt einen Zettel nach dem anderen. Gleich obenauf ist die erste Zahl zu erkennen. Was für ein toller Fang. Ist die Pechsträhne jetzt zu Ende oder verdeckt eine Zahl vier Nieten?

„Hurra, ein Fisch ist da."

Mit zittrigen Händen werden die restlichen Zettel entfaltet. Erste Niete, zweite Niete, dritte Niete. O weh, was für ein Mist.

Aber was ist das? Der letzte Zettel zeigt die Nr.10 vor.

Gottseidank ist der heutige Tag gerettet.

Nach einer kurzen Enttäuschung lacht wieder das Glück. Kunde und
Verkäufer sind vorerst zufrieden.
„Hier junger Mann ist der Becher mit den gewonnenen Goldfischen
und der Beutel mit dem Fischfutter dazu." ,sagt der Schausteller.
Vor lauter Aufregung hat Hajo fast seinen Fang vergessen entgegen
zu nehmen. Ein Glück, dass es noch ehrliche Menschen gibt, sonst
hätte sich zu den drei Losnieten noch eine Eselsniete hinzuge-
sellt.
In aller Ruhe hat Friedel dieses lustige Gebaren betrachtet. Soll
er nun sein eigenes Geschick erproben, da sein derzeitiges Körper-
befinden eine positive Ausstrahlung vermittelt?
Der Losverkäufer hat die unschlüssige Sachlage schnell begriffen.
Mit sanfter Stimme versucht er das Vorteilsrecht auf seine Seite
zu ziehen, um seine momentanen Einkünfte nicht zu gefährden.
„Zu lange nachdenken schadet der Gesundheit. Einfach wahllos zu-
greifen, dann sind deine Chancen größer, viele Siege zu erzielen."
„Ok, ich nehme zwei Lostüten." ,sagt Friedel. „Mehr darf ich heute
nicht ausgeben, sonst werde ich als Verschwender gebrandmarkt."
Friedel entnimmt im vorderen Schachtelteil seine Lose. Erst kommt
eine Niete und dann eine 5 zum Vorschein. Es ist gerecht verteilt.
Mit einem Gewinn kann Friedel durchaus zufrieden sein. Für neues
Futter sind neue Geldquellen notwendig, die kaum aus dem Erdreich
heraussprudeln. Hierfür muss ein mitfühlender Tierfreund die Son-
derkosten für eine Nahrungsspende übernehmen.
Nach einer Traumstunde haben die Kurzzeitgewinner genug Goldfische
beäugelt. In Gedanken schwimmen bereits die farbenfrohen Exoten
in einem großen Aquarium umher und schnappen vergnügt nach ausrei-
chendem Futtermittel. Doch die Wirklichkeit schaut anders aus.

Ein letztes Mal schlendern die jungen Angler über den Kirmesplatz. Noch einmal werden die Buden und Stände flüchtig betrachtet.

„Kommst du nun mit nach Hause?" ,fragt Friedel den Freund. „Hier halte ich es nicht mehr aus."

„Ist gut, ich komme mit. Unsere Fische sollen weniger leiden." Noch ein letzter Blick schweift über die bunten Wagen hinweg. Schnellen Fußes will Hajo dem Kirmesgetümmel den Rücken kehren.

„Gehe langsamer, mir fliegen gleich die Fische um die Ohren und landen dann auf der Straße." ,sagt Friedel.

„Und meine Süßen segeln hinterher." ,fügt Hajo hinzu.

„Eine Minute mehr oder weniger ist die Mühe immer wert."

„Bei einer Minute weniger schwimmen unsere Goldfische bald in einem Trockendock."

„Für die vergossene Flüssigkeit kannst du ja ein wenig Pinkelwasser nachfüllen."

„Sehr witzig. Soll ich meine Fische verbrühen?" ,fragt der Freund.

„Das war nur ein Spaß." ,erwidert Friedel.

„Das habe ich auch nicht anders erwartet."

„Wer möchte denn die armen Tiere verhexen?"

„Wenn das der Tierschutz wüsste."

„Solch ein Amt würde wohlmöglich die ganze Losbude verbieten und den Kindern ihren ganzen Spaß verderben."

„Welch ein Glück für die netten Schausteller. Sie würden mehr als nur ihren Spaß dabei verlieren." ,sagt Hajo.

„Jetzt haben wir genug Zeit vertrödelt."

„Bestimmt warten die Eltern bereits auf unsere Rückkehr."

„O weh, meine Mutter gerbt mir die Haut, sollte mir keine passende Ausrede einfallen." ,befürchtet Friedel.

Wieder schaukelt das Fischwasser im Plastikbecher hin und her.
Ob dabei die leidgeprüften Jungfische einen Durchfall bekommen?
Jedenfalls sind sie nach wie vor sehr lebendig. Alles Weitere
klärt sich zu Hause auf, wo die Erzieher wenig begeistert auf
die neuen Mitbringsel schauen.

Erneut haben die dummen Bengels dieses blödsinnige Viehzeug ange-
schleppt, ist dann zu hören. Sie sollten ihr weniges Taschengeld
lieber für wichtigere Sachen aufheben.

„Warum bringst du noch mehr empfindliche Arbeit mit nach Hause.",
fragt Theresa eines ihrer Sorgenkinder.

„Es sind nur zwei winzige Lebewesen." ,kommt als Ausrede hervor.

„Diese Fische gehen hier ein, weil sie unser Leitungswasser nicht
vertragen." ,erklärt Theresa. „Da ist zu viel Chlor drin."

„Das werden wir bald miterleben, ob du Recht hast."

„Willst du eine Fischzucht aufbauen?" ,fragt Johannes.

„Iwo Vater. Wie kann ich Männchen und Weibchen unterscheiden?"

„Davon verstehe ich auch nichts." ,erwidert Theresa.

„Du hast hier dieses Viehzeug mitgebracht." ,schimpft Johannes.

„Nun sorge auch dafür."

„Ja Vati. Sie brauchen nur wenige Pflege."

„Aber viele Fische fressen viel Futter." ,meint Theresa.

„Das bisschen, was die Goldfische schlucken."

„Und wenn die Futtertüte leer und dein Taschengeld verbraucht
ist, was machst du dann?" ,fragt die Mutter.

„Dann gehe ich zu der lieben Omi und besorge mir das Kleingeld."

„Sie wird dir etwas husten."

„Das glaube ich nicht. Sie lässt mich nicht im Stich."

„Lass´ die arme Frau zufrieden." ,sagt Theresa.

„Warum denn?" ‚fragt Hajo.

„Deine Großmutter hat nur eine geringe Witwenrente."

„Der Alwin verdient doch gutes Geld."

„Der rückt nur das Notwendigste heraus."

„Mir steckt Alwin stets ein paar Mark zu, sobald er gut bei Kasse ist." ‚sagt Hajo.

„Bleib von diesem Mistkerl weg." ‚schimpft die Mutter. „Er taugt nicht viel."

„Warum hackt ihr bloß auf diesem armen Kerl herum?"

„Er belästigt andauernd deine Großmutter."

„Alwin ist schließlich ihr Ehemann."

„Davon verstehst du noch viel zu wenig. Dafür bist du noch etwas zu jung."

Immer haben die Eltern solche Ausflüchte. Sie behandeln ihre Kinder im fortgeschrittenen Alter wie kleine Säuglinge. Was sollen die Söhne davon halten, wenn sie später eine eigene Familie gründen möchten? Oder sollten sie besser solo bleiben, um solchen Hindernissen aus dem Weg zu gehen?

Ein unbefriedigter Mensch braucht hin und wieder eine Probierdosis zweckdienlicher Rauschmittel, um die quälenden Gedanken kurzzeitig zu betäuben. Dabei lehnen die leidvollen Gestalten solange an einer Theke an, bis eine schäumende Flüssigkeit mehrmals die ausgetrockneten Kehlen herabgeflossen ist.

Durstige Gesellen während eines Wettkampfes können nie genug vom leckeren Schaumsaft erhalten. Darin muss ein Zaubermittel stecken, was den Geist erhellt und die Stimmung erheitert. Daher benehmen sich manche Gäste der Gasthauszunft wie grunzende Kamele, welche stets für mehrere Tage im Voraus saufen.

137

Aber nicht jeder Trinksüchtige verträgt einen eiligen Füllvorgang. Rebellisch beginnt der gestresste Magen das feurige Zeug zu verdammen. Was sich zu heftig eingenistet hat, bringt den schwer arbeitenden Verdauungstrakt kräftig ins Schleudern. Ohne eine Vorwarnung schlägt das Unheil zu. Zu arg verschaukelt schießt die übelriechende Brühe aus dem aufgerissenen Schlund zurück ans Tageslicht. Über Stock und Stein stampft der geblendete Sünder mehr torkelnd an hohen Zäunen entlang, um bei einer plötzlichen Fallsucht einen geeigneten Halt zu erwischen.
Hinter jedem Baum und Strauch lauern heimtückische Monster, die den schleichenden Heimkehrer begrabschen wollen. Zusehends wird der Trunkenbold von teuflichen Scheinattacken heimgesucht, die das Seelenheil bedrohen. Er schimpft wie ein Rohrspatz und schnattert wie eine ängstliche Ente. Laut grölend wird alles Unrecht angeprangert, so wie es sonntags der Pfarrer von der Kirchenkanzel tut, wenn er seinen Zuhörern die beste Überlebensmoral predigt.
Wird eine kostbare Füllung zu heftig geschüttelt, so brodelt es im Vulkan. Eine Explosion ist nahe. Schleimig befällt eine gierige Kotze den erwählten Trampelpfad. Es riecht schwer nach einer halsbrecherischen Vergeltungsaktion, bei der ein vergammelter Fisch oder angefaulte Eier kaum besser gerochen hätten.
O weh, jetzt glüht der Kopf wie ein abstürzender Komet. Aufdringliche Qualen verwandeln das Schädelinnere in ein piesackendes Nagelbrett. Wenn bloß schon das frische Bettlager in Sichtweite käme. Nur ein wohltuender Schlaf des Vergessens kann helfen, das wahre Leben wieder zu finden. Der Alltag erwartet eine neue Verantwortung und hat für solche Ausrutscher wenig Verständnis. Alle mögen nur die Stärke. Dabei ist eine Schwäche genauso wichtig.

*